眼科研究实用实验技术指南

主　编　沈　吟　邢怡桥
副主编　陈媛媛　邓琴琴　刘诗亮
编　委　（按姓氏笔画排序）
于　垚（武汉大学人民医院）
马　宁（武汉大学人民医院）
邓琴琴（武汉大学人民医院）
卢　苇（复旦大学附属眼耳鼻喉科医院）
田凯琳（北京诺华制药有限公司）
邢怡桥（武汉大学人民医院）
刘诗亮（华中科技大学同济医学院附属同济医院）
吴梦娟（武汉大学人民医院）
沈　吟（武汉大学人民医院）
沈雨濛（武汉大学人民医院）
沈科炯（武汉大学人民医院）
张　啸（武汉大学人民医院）
陈　飞（武汉大学人民医院）
陈媛媛（武汉大学人民医院）
罗　雪（武汉大学人民医院）
赵青青（武汉大学人民医院）
胡单萍（武汉大学人民医院）
饶卓群（武汉大学人民医院）
戚　沆（中山大学中山眼科中心）
雷新兰（武汉大学人民医院）

科学出版社

北　京

内 容 简 介

《眼科研究实用实验技术指南》介绍了常用眼科细胞实验和动物实验操作中的基本技术、方法及流程，内容实用、选材得当。本书从细胞实验到动物实验，从形态实验技术到功能实验技术，每个实验均制订了详细的方案和流程，并结合实际操作经验，总结出实验中容易出现的错误和问题，强化了获得更佳实验结果的要点。本书在最后一章还介绍了实验中可能用到的软件和网站，是一本不可多得的眼科研究实验技术参考资料。

本书适用于从事视觉科学实验操作的专业技术人员，也可作为没有任何实验基础的研究生，希望了解、涉及眼科基础研究领域的年轻医生，希望拓展研究方向的眼科医生以及普通实验技术人员的参考用书。

图书在版编目（CIP）数据

眼科研究实用实验技术指南 / 沈吟，邢怡桥主编. —北京：科学出版社，2019.11

ISBN 978-7-03-063098-8

Ⅰ. ①眼… Ⅱ. ①沈… ②邢… Ⅲ. ①眼科学–实验技术–指南 Ⅳ. ①R77-33

中国版本图书馆 CIP 数据核字（2019）第 245643 号

责任编辑：周 园 / 责任校对：郭瑞芝
责任印制：李 彤 / 封面设计：陈 敬

科学出版社 出版
北京东黄城根北街 16 号
邮政编码：100717
http://www.sciencep.com
北京建宏印刷有限公司 印刷
科学出版社发行 各地新华书店经销
*
2019 年 11 月第 一 版 开本：B5 720×1000
2023 年 1 月第三次印刷 印张：6 1/4
字数：125 000
定价：75.00 元
（如有印装质量问题，我社负责调换）

序

为什么要编写一本给眼科和视觉研究专业的技术工具书呢？实验科学是探索性很强的学科，需要严格规范。本人曾经读过一本实验室超级畅销学术著作 *At the bench*，美国刚入门的研究生几乎人手一本，该书主要教授初学者如何规范地进行实验。“传承、规范化、流程化”是科研工具书出版的意义所在。大名鼎鼎的《分子克隆实验指南》是将冷泉港实验室在用的技术整理成册，在出版后长达 20 年的时间里都是指导生命科学前沿科研工作的“圣经”之作。

作为技术的初学者，需要详细而具体的实验指导。不规范的实验操作不仅会导致实验失败，其结果也会误导初学者。一本好的实用技术工具书，可帮助大家解决实际技术问题，少走弯路。本书的出版将是一个新的小尝试。眼科和视觉科学是个小专业，从临床专业研究的角度综合谈及实验方法，在国内估计是首次。面对的读者不仅可以是从事眼科和视觉研究的研究生和科研人员，也可以是生命科学和神经科学对视觉生理病理研究感兴趣的科研人员和读者们。

书中收录了武汉大学眼科研究所正在使用的实验技术，其中既有传统的实验技术，又有新兴的实验技术；既有通用的实验技术，又有专业性很强的实验技术；既有实用基础部分，又有图片软件处理部分；既有具体的实验步骤，又有心得体会。从雄心勃勃筹备到最后成稿历时近四年，参与编书工作的有毕业多年的学子，也有刚入实验室的学生。欣然成稿后即使改之又改，仍惴惴不安，担心不够完美、不够全面。

对于打开这本书的读者，希望这本凝结了我们心血的工具书能够帮到你，也希望眼科和视觉研究相关的实验技术能够规范化地传承下去。本书的特色是列举我们已发表或拟发表的图示和案例，解释该技术能呈现的结果及整理数据的方法，实际操作中的心得体会也是一大特色。如有不当之处，希望能反馈给我们，以便再版时修改。最后真心希望本书的出版能为中国眼科和视觉研究尽微薄之力。

沈　吟

2019 年 10 月 8 日于武汉

目 录

第一章 细胞培养

第一节 视网膜细胞的培养

一、背景介绍

细胞培养是一种常用的实验技术，在离体水平上研究视网膜分离培养的细胞，简单易行，条件可控，意义重大。即使在动物实验、在体实验、功能实验大量开展的今天，细胞培养仍不失为重要的研究工具。

视网膜神经节细胞的进行性凋亡，是青光眼等眼科疾病的最终病理结局。目前对于引起视网膜神经节细胞凋亡的机制仍不十分清楚。

本节介绍通过建立视网膜神经节细胞的体外培养体系，以研究该细胞的生物学特性和损伤机制，从而寻找抑制视网膜神经节细胞凋亡的途径。

二、实验前准备工作

1. 仪器设备耗材 眼科显微剪(1 把)、眼科显微镊(2 把)、六孔板培养皿、1.5ml 离心管、15ml 离心管、1ml 枪头、200μl 枪头、直径 10mm 的圆形盖玻片、0.22μm 的微孔过滤膜等。

2. 试剂 DMEM 培养基(Gibco 公司)、HEPES(Sigma 公司)、青链霉素-谷氨酰胺(Gibco 公司)、胎牛血清(fetal bovine serum，FBS)(BI 公司)、多聚赖氨酸(poly-D-lysine，PDL)(Collaborative Research 公司)、乙二胺四乙酸(EDTA)、半胱氨酸(cysteine，Sigma 公司)、木瓜蛋白酶(Worthington 公司)、KCl、5-氟-2'-脱氧尿苷(5-fluoro-2'-deoxyuridine，FUDR)(Sigma 公司)、血清添加剂(BD 公司)、尿苷酸(Sigma 公司)、Ringer’s 液(配方见附录)、脑源性神经营养因子(brain-derived neurotrophic factor，BDNF)(Regeneron 公司)等。

3. 实验动物 1 周龄小鼠(P7)、新生小鼠(P0)。

三、实验流程

1. 培养基的配制

(1) 消化酶溶液：成分及用量见表 1-1。

表 1-1 消化酶溶液的配制

成分	用量
分离培养液(DMEM 培养基 + 25mmol/L HEPES)	10ml
半胱氨酸	2mg
木瓜蛋白酶	60U
EDTA(50mmol/L)	100μl

配制方法：取干燥的15ml离心管，加入半胱氨酸、分离培养液、EDTA和木瓜蛋白酶，摇匀后37℃水浴锅中孵育30min，充分溶解后，经0.22μm微孔过滤膜过滤除菌，37℃保存备用。

(2) 完全培养基：成分及用量见表1-2。

表1-2　完全培养基溶液的配制

成分	用量
DMEM培养基	176.6ml
血清添加剂	176.6μl
热灭活FBS	8.8ml
青链霉素-谷氨酰胺	1.32ml
无菌蒸馏水	13.2ml

配制方法：将血清添加剂(serum extender)、FBS、青链霉素-谷氨酰胺(双抗)溶解于DMEM培养基，加无菌蒸馏水，定容至200ml，配制成完全培养基。经0.22μm微孔过滤膜过滤除菌，放入4℃冰箱保存。

备注：①对于新生小鼠(P0)的视网膜细胞，加入培养基之前应补充100ng/ml的BDNF和15mmol/L KCl。KCl通过对细胞的去极化作用促进神经元生长，待神经元细胞长出丰富的神经轴突之后停用KCl。②对于1周龄小鼠(P7)的视网膜细胞，每次更换培养基均需加入100ng/ml BDNF。

(3) FUDR：成分及用量见表1-3。

表1-3　FUDR的配制

成分	用量
5-氟-2'-脱氧尿苷(FUDR)	25mg
尿苷酸	62.5mg
DMEM培养基	12.5ml

配制方法：称量FUDR和尿苷酸，放入干燥的15ml离心管，加入DMEM培养基，经0.22μm过滤膜过滤除菌后，分装成每管25μl，–20℃冻存。FUDR主要用于杀死胶质细胞一类的非神经元细胞。

(4) PDL液：称20mg PDL，加入40ml灭菌蒸馏水充分溶解，配制成0.5mg/ml的10×的母液。分装成每管0.2ml，–20℃冻存。

(5) 青链霉素-谷氨酰胺：100×青链霉素-谷氨酰胺分装成每管1.5ml，–20℃冻存。

(6) 血清添加剂：4℃充分解冻后，分装成每管200 μl，–20℃冻存。

2. 操作方法

(1) 制作爬片

1) 取0.2ml的0.5mg/ml PDL按1∶10的比例用灭菌蒸馏水稀释至2ml，配制成工作液。将圆形的盖玻片铺到6孔培养板里，每片加45μl PDL工作液，覆盖盖玻片后，放入培养箱中1h，使盖玻片上包被PDL。

2) 吸走多余的液体，用灭菌蒸馏水冲洗2遍，紫外灯下30min烘干灭菌，放入细胞培养箱中备用。制作好的爬片应尽早使用，最多不超过1周。

(2) 视网膜分离

1) 鼠龄的选择：培养神经节细胞(ganglion cell，GC)和无长突细胞(amacrine cell,AC) 应选用新生小鼠(P0)；培养双极细胞(bipolar cell，BC)应选用1周龄小鼠(P7)。每两只P0小鼠分离的细胞可以铺一个平板，一只P7小鼠可铺一个平板。

2) Ringer's液倒入解剖皿，冰上预冷5min，显微镜下Ringer's液中分离视网膜。

(3) 消化视网膜

1) 将视网膜转入消化酶溶液中，培养箱中37℃消化40～45min。

2) 视网膜组织消化的时候，提前准备下一步的消化液：在平板孔内加入2.5ml含有生长因子补充物的完全培养基，放入培养箱中。

3) 加入10ml完全培养基冲洗，终止木瓜蛋白酶的作用，1min后待组织沉淀后，小心弃掉培养基。

4) 再加入1ml完全培养基，1ml枪头轻轻吹打视网膜。等组织沉淀后将悬浮液吸入另外一个管里。再加入1ml完全培养基，吹打细胞、收取悬浮液。重复该步骤共3次，最后收集到3ml细胞悬浮液。

5) P7鼠平板孔内每孔加入100 μl细胞悬液，P0鼠平板孔每孔加入50μl细胞悬液。

6) 从第2天起，每隔一天换一次培养基。当培养板上的细胞密集排列相互连接成一片后，FUDR按1∶10的比例用完全培养基稀释，每孔加入25μl FUDR。

四、实验心得

1. 培养的神经节细胞应选择P0～P3鼠。鼠龄越小，所培养的神经节细胞就越好。

2. 若用1ml枪头吹打细胞不充分，可自己烧制玻璃吸管，调整尖端的粗细，使吹打效果更好。但尖端不能太细，以防细胞受到挤压而破碎。注意玻璃吸管需高压灭菌后使用。

3. 若实验无需贴壁细胞，只需悬浮细胞，可将细胞悬液直接置于培养皿中培养，不需要在培养皿底部放入盖玻片。

4. 视网膜神经节细胞和双极细胞属于神经元细胞，目前都无法复制和传代。分离的神经节细胞能被培养的日期一般为7天。分离的双极细胞能被培养的日期一般为5天。

(雷新兰)

第二节 血管内皮细胞的培养

一、背 景 介 绍

小鼠肺微血管内皮细胞(pulmonary microvascular endothelium cells，PMVECs)与视网膜微血管内皮细胞结构相似，在研究血管通透性改变、血管阻塞、血管损伤和新生血管形成等病理生理过程中有重要作用，是体外研究血管疾病病理机制的重要细胞模型。

二、实验前准备

1. 仪器设备耗材 眼科显微剪(3 把)、眼科显微镊(2 把)、显微镜、培养瓶、离心管、1ml 枪头、200μl 枪头等。

2. 药物和试剂 内皮细胞培养基(endothelial cell medium，ECM) (Pricells 公司)、青链霉素(Gibco 公司)、胎牛血清(FBS，BI 公司)、表皮生长因子(epidermal growth factor，EGF) (Pricells 公司)、磷酸盐缓冲液(phosphate buffer solution，PBS) (Hyclone 公司)、明胶(Gibco 公司)、1%明胶等。

3. 实验动物 以 C57BL/6J 小鼠为例。

三、实 验 流 程

1. 培养基的配制 ECM 内加入 1%青链霉素、10% FBS、1% EGF。

2. 实验方法

(1) 实验前一天用 1%明胶包被培养瓶，置于 37℃培养箱中备用。

(2) 无菌条件下，取 3～4 日龄小鼠 5 只，75%乙醇溶液浸泡 2min。

(3) 用第一把眼科显微剪剪去小鼠头部，另取一把眼科显微剪，沿其腹中线从颈部剪至剑突，用手指向后轻轻挤压小鼠背部皮肤，将小鼠肺组织从剪开的部位挤出。

(4) 将取出的小鼠肺组织置于 PBS 中漂洗 3 次，用眼科显微镊将肺组织中的血液挤出。

(5) 取第三把眼科显微剪将小鼠肺组织剪成均匀小块状，均匀铺散在包被明胶的培养瓶中。加入配制好的 ECM，培养箱中培养 24h。

(6) 第一天换一半培养基，之后每两天更换一次培养基，待细胞融合成单细胞层后，按 1∶2 比例传代，显微镜下观察细胞生长情况。一般培养 2～3 代后可用于实验。

四、实 验 心 得

1. 所有操作保持无菌，器械使用后，清洗干净再进行高压灭菌，注意是否有铁锈，以防污染细胞。

2. 首次只需加入少许(约 1ml)培养基，否则会影响组织块贴壁。

3. 培养基中加入 10%～20%的 FBS，高浓度的 FBS 可刺激培养细胞的生长，但也可刺激杂细胞生长。

4. 挤压乳鼠胸腔时，如果只有部分肺组织被挤出，应用眼科显微镊小心伸入胸腔将肺组织尽可能全部取出；剪开乳鼠胸腔时注意避免剪得过深，以免误入腹腔导致污染。

(雷新兰)

第三节 视网膜干细胞的培养

一、背景介绍

视网膜光感受器细胞的退行性疾病，是以进行性光感受器细胞及色素上皮细胞功能丧失为表现的一类疾病。视网膜细胞死亡后不可再生，因而视网膜细胞退行性疾病会导致视力不可逆损害。

目前干细胞替代治疗是很有前景的一类治疗方法。本文将简要介绍视网膜内源性干细胞的培养。

二、实验前准备

1. 仪器设备耗材 眼科显微剪(3 把)、眼科显微镊(2 把)、显微操作显微镜、24 孔培养板、离心管、1ml 枪头、200μl 枪头、1ml 注射器针头等。

2. 药物和试剂 中性蛋白酶(Stemcell Technologies 公司)、脱氧核糖核酸酶Ⅰ(DNaseⅠ，Roche 公司)、胎牛血清(FBS，BI 公司)、KnockOut™血清替代物(Knock Out serum replacement，KSR)(Invitrogen 公司)、DMEM/F12 培养基(Gibco 公司)、视网膜干细胞(retinal stem cells，RSC)培养基、青链霉素(Gibco 公司)、消化传代酶(accutase，Stemcell Technologies 公司)、EDTA(Invitrogen 公司)、明胶(Gibco 公司)、Hank's 液(配制方法见附录一)等。

3. 实验动物 健康清洁级 6～8 周龄小鼠，以 C57BL/6J 为例。

三、实验流程

1. 培养基的配制

(1) 配制 RSC：按照表 1-4 称量试剂，加入至 DMEM/F12(1∶1)中，充分溶解后，用 0.22μm 过滤膜过滤，装入 200ml 试剂瓶中，放入 4℃冰箱中保存 1 个月(或 –20℃长期保存)。

表 1-4　RSC 培养基的配制

成分	用量
DMEM/F 12(1∶1)	45ml
胰岛素-转铁蛋白(insulintransferrin-selenium-A supplement)	500μl
1.0g/L BSA	0.05g
1.0g/L 葡萄糖(glucose)	0.05g
1.0g/L 乳糖(lactose)	0.05g
0.045g/L 脯氨酸(proline)	0.002 25g
11.25μg/ml 亚油酸(linoleic acid)	0.62 μl
5mmol/L 谷氨酰胺(glutamine)	1.25ml
2mmol/L 尼克酰胺(nicotinamide)	0.0122g
10% FBS	5ml

(2) 消化液的配制：分散酶(dispase)和 50μg/ml DNase Ⅰ 按照 100∶1 比例配制成消化液。4℃保存 1 个月或–20℃保存半年。

2. 实验方法

(1) 分离视网膜干细胞[1]：见图 1-1。

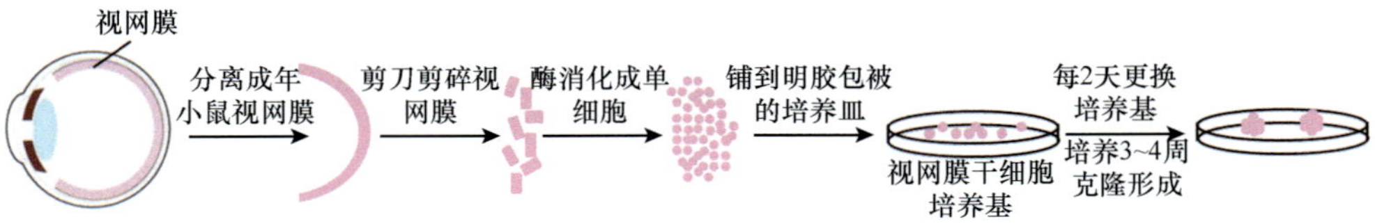

图 1-1　分离视网膜干细胞流程

(2) 用 1%明胶包被 24 孔培养板，置于 37℃培养箱中待用，半小时后可用。

(3) 选取 6～8 周龄小鼠，麻醉处死后，无菌条件下用镊子取出小鼠眼球，放入加有 2% 青链霉素的 Hank's 液中，清洗 2 遍。

(4) 解剖：在超净台显微操作显微镜下解剖眼球。用 1ml 注射器针头在角巩膜缘扎孔，沿破孔剪去眼前节，取出视网膜。用含 2%青链霉素的 Hank's 液清洗 1 遍。然后放入消化液中，用解剖剪剪碎视网膜，放入 37℃培养箱中消化。

(5) 消化：剪碎的视网膜在 37℃培养箱中消化 10min 后，加入基础培养基内中止消化作用。快速甩动使未消化团块下沉，单细胞留在上清液。收集上清液以 1300rpm/min 的转速离心 4min，细胞沉淀用 RSC 培养基重悬。剩余未消化的团块重复上述步骤 2～3 次，每次消化 8～10min。

(6) 消化完成后，1300rpm/min 离心 4min，加入 RSC 培养基重悬，种入用明胶包被的 24 孔培养板中，1 个视网膜可种 2 个孔。

(7) 换液：48h 后换全液 RSC。4～6 天后换上无血清的 RSC，即在 RSC 中加 KSR，每隔 2 天换 2/3 新鲜培养基(serum-free RSC+5%KSR)。血清容易促进分化，因此用 KSR 代替血清。

四、实验心得

1. 无菌操作 解剖器械严格遵循无菌原则，75%乙醇溶液浸泡或高温高压灭菌；快速取出眼球，在含有抗生素的 Hank's 液中漂洗后尽快取出视网膜。

2. 取材 注意避免取到睫状体周围的组织(可能含其他来源干细胞)，在剪开眼球的时候需从角巩膜缘偏下 2～3mm 处开始剪。

3. 细胞传代 进行酶促消化成单细胞传代时，建议选用 Stemcell Technologies 公司消化传代酶。

五、实验结果

实验结果如图 1-2 所示。

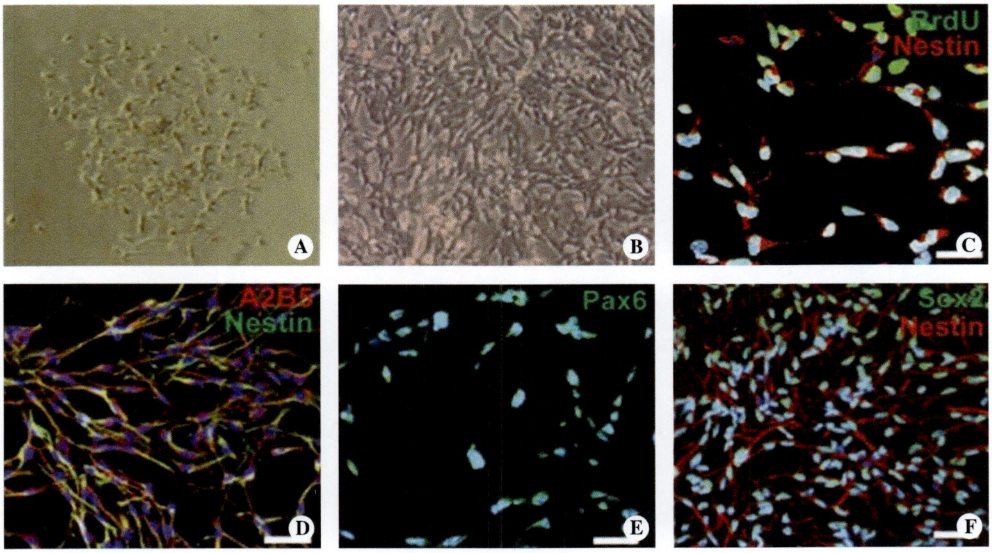

图 1-2 培养视网膜干细胞的免疫荧光[1]

A. 培养 3～4 周后的小细胞，即为视网膜干细胞；B. 已扩增 24 代的视网膜干细胞；C～F. 提示培养细胞的干性的干细胞 BrdU、A2B5、Pax6、Sox2 标记的免疫荧光；C 和 E 标尺=25μm，D 和 F 标尺=50μm

六、参考文献

[1] Li T，Lewallen M，Chen S，et al. Multipotent stem cells isolated from the adult mouse retina are capable of producing functional photoreceptor cells[J]. Cell Res，2013，23(6)：788-802.

(雷新兰)

第二章 组织生化

第一节 急性分离细胞

一、背景简介

免疫组织化学技术，简称免疫组化，可对视网膜组织切片中的细胞进行染色，也可对分散的单个细胞进行染色。对急性分离的视网膜细胞免疫染色，其优点是可清晰观察单个视网膜细胞的蛋白表达情况，缺点是酶解的过程中可能丢失膜蛋白，也可能会有假阳性染色。此法也适用于对贴壁细胞、悬浮细胞进行免疫荧光染色。

二、实验前准备

1. 仪器设备耗材 显微操作显微镜、倒置显微镜、荧光显微镜、眼科显微剪、眼科显微镊、24孔培养板、圆形玻璃盖玻片、载玻片、胶头滴管、玻璃吹打管、巴氏吸管、烤箱、吸引瓶、1ml注射器针头等。

2. 药物和试剂 木瓜蛋白酶(Sigma公司)、L-半胱氨酸(Sigma公司)、牛血清白蛋白(bovine serum albumin，BSA) (Sigma公司)、Ringer's液(配方见附录一)、Hank's液(配方见附录一)、多聚赖氨酸(PDL，Sigma公司)、多聚甲醛(paraformaldehyde，PFA)粉剂、蔗糖、TritonX-100 (Amresco公司)、抗荧光淬灭封片剂(碧云天公司)等。

3. 实验动物 以C57BL/6J小鼠为例。

三、实验流程

1. 处理圆形盖玻片

(1) 圆形盖玻片在75%乙醇溶液中浸泡24h，用吸水纸除去多余的液体。玻片经酒精灯过火灭菌，冷却1s后放入24孔培养板里。

(2) 包被圆形盖玻片：用纯水配制PDL为10×母液，放在4℃中储存备用。使用时用纯水1∶9稀释成PDL工作液，滤膜过滤后使用。每孔加0.2ml PDL工作液在圆形盖玻片上，包被盖玻片。36℃烤箱放置40min后，每孔用纯水洗干净，36℃烤箱中放置30min，烘干后取出备用。

2. 配制缓冲液 Ringer's液、Hank's液、磷酸盐缓冲液(PBS)、PBST和BSAT(配制方法见附录一，本书其余实验如用到这几种缓冲液，均同法配制)。

3. 配制木瓜蛋白酶消化液 80mg木瓜蛋白酶、4mg L-半胱氨酸、4mg BSA，加入8ml Hank's液中(表5-1)。溶解混匀后分成2管，每管4ml可用于消化1个小鼠视网膜。

4. 分离视网膜细胞 眼科显微剪剪断眼外肌和视神经后小心取出眼球，浸于4℃的Hank's 液中。用眼科显微镊夹住巩膜外残留组织进行固定，用1ml注射器针头在角巩膜缘先刺一个小口，然后沿破口剪去眼前节，去除晶状体和巩膜。在Hank's液中把视网膜轻轻剥离出来，用巴氏吸管转移视网膜至消化液中。

5. 在36℃恒温箱内均匀消化30min，然后用4℃的Hank's液充分清洗4遍，终止木瓜蛋白酶的作用。洗净的组织块可以置于Hank's液中4℃冰箱保存4h。用于酶解分离的组织缓冲液为Hank's液，下一步用于机械分离的细胞缓冲液为Ringer's液。

6. 去除Hank's液，用Ringer's液洗2遍，最后加入4ml Ringer's液。用套上胶头的玻璃吹打管吹打分离细胞。注意控制吹打力度，使吹打管内的液面轻柔上升，吹打最多不超过3次。吹打后静置2min，取上清悬浮液。

7. 沉降 上清悬浮液置于24孔培养板的孔内，每孔0.8ml。孔底部已放置PDL包被过的圆形盖玻片(以下简称玻片)。静置30min，使细胞沉降于玻片上。将24孔培养板放在倒置显微镜下观察，选细胞形态完整并且密度适中的玻片行下一步染色实验。

8. 固定 吸掉孔内的上清液，沿培养板孔的侧壁加入现配的4%多聚甲醛(PFA)液中(配方见附录一)，固定5～8min。PBS洗3遍，每次5min。

9. 封闭 封闭液是5% BSAT，加封闭液30min后吸取移除封闭液。

10. 孵育一抗 取分装的一抗原液，按照说明书的浓度用5% BSAT稀释一抗。一抗加到玻片上，4℃湿盒内孵育12h。在孔板的盖子上标示抗体的种类。

11. 洗脱一抗 PBS洗3遍，每次浸泡5min。

12. 孵育二抗 用5% BSAT稀释二抗，避光的湿盒内室温孵育2h，注意从加入二抗开始就要避光，防荧光淬灭。

13. 封片 PBS洗3遍，每次浸泡5min。用显微镊将玻片抠出竖起，滤纸沾干。细胞层向下，倒扣在滴有荧光封片剂的干净载玻片上，在玻片周围用指甲油封片，室温下放置1h晾干。在荧光显微镜下观察并拍照。

四、实验心得

1. 实验前应提前30min使动物进行暗适应，减少色素在其视网膜细胞上的附着，以减少自发荧光。

2. 消化酶须在玻璃管内配制。木瓜蛋白酶的作用是酶解，L-半胱氨酸的作用是促进消化，BSA的作用是在消化的过程中营养细胞。不同批号和不同厂家的木瓜蛋白酶的活性可能不同，实际工作中的浓度需要开展预实验以测试条件。

3. 消化酶解时间过长会导致消化过度，细胞状态差；时间过短会导致消化不够，内层细胞不能分离出来。消化20min后得到的光感受器细胞和神经节细胞较多；消化30min后得到视网膜中层的双极细胞多，但神经节细胞形态破碎。

4. 吹打细胞的手法非常重要，要非常轻柔。可在酒精灯下自行烧制玻璃吹打管的尖端，以制作出尖端粗细最适合的玻璃吹打管。吹打流速要非常慢，注意不要吸入气泡，气泡会导致细胞破坏。

5. 使用 PDL 时注意，勿用玻璃容器稀释 PDL，以免 PDL 包被于玻璃容器内表面，降低效价。包被好的 24 孔板务必烤干后再使用，游离的 PDL 会对细胞产生毒性作用。PDL 工作液浓度为 0.01%，稀释后易分解，应 4℃保存，1 个月内使用完，使用前恢复至室温。宜用新鲜包被的玻片，放置 1 周后会出现干裂。

6. 4%的 PA 溶液使用前应在通风橱里新鲜配制(因其有毒，注意防护)，4℃保存，3 天内使用。

7. 加液操作应轻柔，切勿对着载有细胞的玻片大力冲刷，以免已贴片的细胞脱落。

8. 一张载玻片上可以放置 3 个标本，注意标记不同标本的物种、实验时间、一抗的名称和动物来源、一抗的稀释度等信息，如图 2-1 所示。

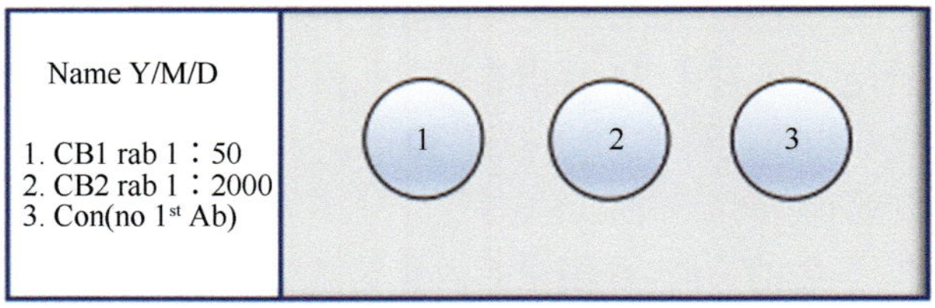

图 2-1　标本标注示意

载玻片上可放三个待染圆形盖玻片：左边最上一行标注实验时间等信息；下面分别标注 1 号圆形盖片标本孵育的一抗是 CB1，来源是兔，稀释浓度是 1∶50；2 号圆形玻片标本孵育的一抗是 CB2，来源是兔，稀释浓度是 1∶2000；3 号圆形玻片是未加一抗的对照组

五、实验结果

视网膜双极细胞尚无法培养，单个的双极细胞只能通过急性酶解视网膜而获得。实验结果如图 2-2 所示。

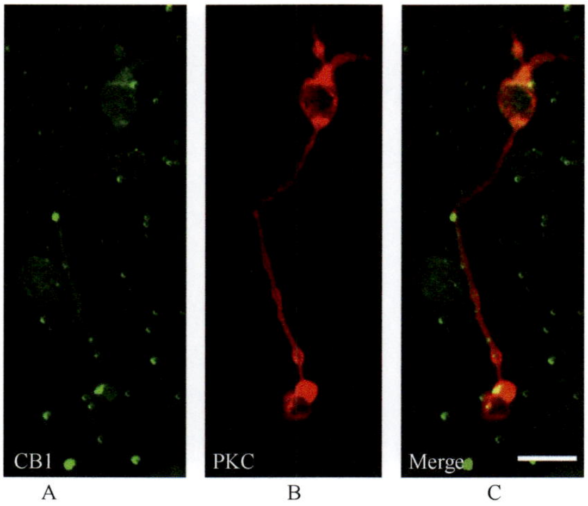

图 2-2　急性酶解视网膜分离出单个双极细胞

A. 用大麻素受体(cannabbinoid receptor 1，CB1) 抗体对分离的双极细胞进行免疫荧光染色；B. 用 PKC-α 抗体对分离的双极细胞进行免疫荧光染色，清晰显示双极细胞的树突、胞体、轴突；C. 用 CB1 和 PKC-α 在双极细胞上显示有免疫荧光共标记(标尺=10μm)

(陈媛媛)

第二节 视网膜冷冻切片及免疫荧光

一、背景简介

视网膜冷冻切片的免疫荧光技术是研究视网膜蛋白表达情况的常用方法。免疫荧光结合免疫学、生物化学和显微镜技术，利用抗原抗体特异性结合来显示目标蛋白。目标蛋白被一抗结合，带有荧光基团的二抗结合一抗，荧光显微镜下即可观察到荧光。免疫荧光可以对目标蛋白的表达进行定位分析。

二、实验前准备

1. 仪器设备耗材 眼科显微剪、眼科显微镊、24 孔培养板、液氮、铅笔、巴氏吸管、载玻片、免疫组化笔、滤纸、冷冻切片机(Leica 公司)、荧光显微镜(Carl Zeiss 公司)、显微操作显微镜(舜宇公司)等。

2. 药物和试剂 牛血清白蛋白(BSA，Sigma 公司)、OCT 包埋剂(Sakura)、多聚甲醛(PFA)粉剂、TritonX-100 (Amresco 公司)、蔗糖、抗荧光淬灭封片剂(碧云天公司)、PBS(配制方法见附录一)等。

3. 实验动物 以 C57BL/6J 小鼠为例。

三、实验流程

1. 预先配制固定液和脱水液 取 24 孔培养板，先在盖上做好标记，再加入液体，一个孔放一个标本(图 2-3)。

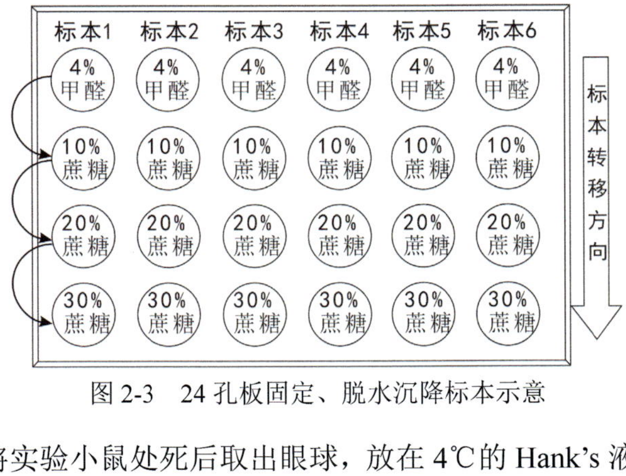

图 2-3 24 孔板固定、脱水沉降标本示意

2. 取材 将实验小鼠处死后取出眼球，放在 4℃的 Hank's 液中，角膜或角巩膜缘处穿刺扎破眼球，在液体中用环剪剪除眼前节(角膜、晶状体)，剥离玻璃体和巩膜，不要挤压视网膜。在 12 点钟方向剪一个小口做标记，用巴氏管吸取视网膜标本，转移到 4% PFA 液中。

3. 固定 4% PFA 液中浸泡 20min。

4. 沉糖 其目的是在蔗糖浓度由低到高中梯度脱水。巴氏管将标本从甲醛中转移到 10%蔗糖 4℃放置 2h，转到 20%蔗糖 4℃放置 2h，转到 10%蔗糖 4℃放置 8h，观察到标本沉入底部(也有观点认为观察标本沉入底部就可以进行下一个步骤)。

5. 包埋

(1) 分别在上、下鼻颞侧 4 个钟点的位置剪开视网膜，以松解视网膜并能平整展开，平铺的视网膜呈花瓣状(图 2-4A)。将视网膜标本转移至干净平整的封口膜(parafilm)上[1]，滤纸吸干标本周边的水，神经节细胞面朝上铺平视网膜，滴上少量 OCT 包埋剂，注意不要有气泡。

(2) –21℃预冻，去除封口膜后，在视网膜的反面加 OCT 包埋剂，液氮中速冻。其后将标本放入自封袋中，做好包埋时间和实验材料内容的标记，储存于–80℃，可存放 2 年以上。

6. 切片

(1) 冷冻切片机提前预冷 5h 并装上切片刀片。一般视网膜切片冻头温度设定在–20℃，箱体温度设置在–21℃，温度可根据切片情况调节。

(2) 修剪包埋块只留下标本。包埋好的标本垂直黏合到金属托上，卡入机器卡口。

(3) 修块：用刀片粗修组织视网膜周围多余的 OCT 包埋剂，等切片到标本露出，再次精修后进行切片。视网膜组织切片厚度一般设置为 10～12μm。

(4) 室温下用挂过胶的载玻片将切好的切片贴片。先在显微镜的微分干涉对比(differential interference contrast，DIC)模式下观察标本的质量，确认标本完整后继续收片。每张玻片吸附 6～8 片切片，注意分布均匀，方便下一步免疫组化。收片后室温放置约 2min，–20℃保存。

视网膜冷冻切片制作过程示意见图 2-4。

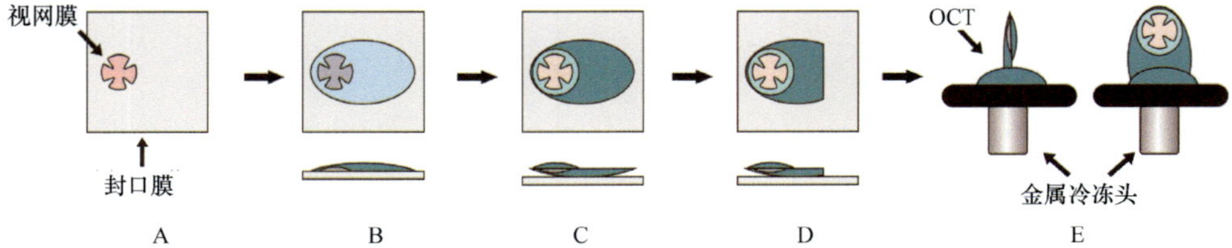

图 2-4 视网膜冷冻切片制作过程示意[1]

A. 视网膜平铺到封口膜上；B. 视网膜上加 OCT 包埋剂；C.冷冻视网膜反面加 OCT 包埋剂；D. 修剪包埋块；E. 视网膜包埋块垂直黏合到金属托上

7. 染色

(1) 挑片：将待染的片子取出，室温放置 5min，等片子上的水汽蒸发后镜下观察。

(2) 标记：在载玻片磨砂处写上编号、种属、一抗及浓度、二抗及浓度、日期。

(3) 画圈：用免疫组化笔围绕标本画圈，形成一圈疏水屏障，使加入的抗体液体形成表面张力，不会溢出。

(4) 洗胶：将 PBS 倒入洗片盒中，玻片顺向放入，在水平摇床上缓慢摇动，洗 3 次，每次 5min，除去标本上的 OCT 包埋剂。

(5) 封闭：在避光湿盒内加入少量水，将片子放上，每片加 400μl 封闭液(BSAT)，以覆盖标本为准，室温放置 2h 或 4℃放置 8h。

(6) 孵育一抗：配制一抗，抗体稀释液为 5% BSAT 液，按抗体最佳稀释度加入抗体。倒掉封闭液，加入刚配制的一抗。放置湿盒中，4℃冰箱孵育 8～24h。反应期间观察片子，防标本干燥或液体蒸发。

(7) 孵育二抗：用 PBS 洗片 30min(5 次×6min)。二抗用 5% BSAT 稀释后加入标本上孵育，避光湿盒内室温放置 2h。从加入二抗开始标本应注意避光。

(8) 洗脱二抗：用 PBS 洗片 30min(5 次×6min)。

(9) 封片：用滤纸将标本周围多余水分拭干，在标本上滴一滴防荧光淬灭封片剂，用干净盖玻片轻轻盖上。注意封片剂勿多，以免盖玻片滑动导致标本撕裂。注意不要封入气泡。封片好的标本放 4℃保存。

(10) 镜检拍照：在荧光显微镜下观察选片，选好片子和区域后及早在共聚焦或荧光显微镜下拍照存档。

四、实验心得

1. 组织学染色实验一定要注意保护视网膜结构的完整性，解剖视网膜的操作全程要在缓冲液中进行，解剖操作时应轻柔。切勿用镊子直接夹取标本。用巴氏管及少量液体进行标本转移，可以很好地防止组织在转移时被撕裂。

2. 为了切片时不卷片，须遵循先切软片后切硬片的原则。即切视网膜片时从光感受器细胞进刀；切带巩膜的眼杯切片时从神经节细胞进刀。

3. 常用封闭血清有羊血清、驴血清、牛血清等。注意封闭血清不能与一抗为同一动物来源。

4. 由于绿色荧光一般比红色荧光的拍照效果更亮，双标时选二抗常采用绿色标记目标蛋白，用红色标记细胞类型。

5. 如需染色的蛋白肽段在细胞膜中或膜内，一般用 TritonX-100 破膜。若目标蛋白在细胞膜外，可不用 TritonX-100。

6. 二抗可反复冻融，故不需分装，但稀释成工作液后应当日使用完。

五、实验结果

实验结果如图 2-5 所示。

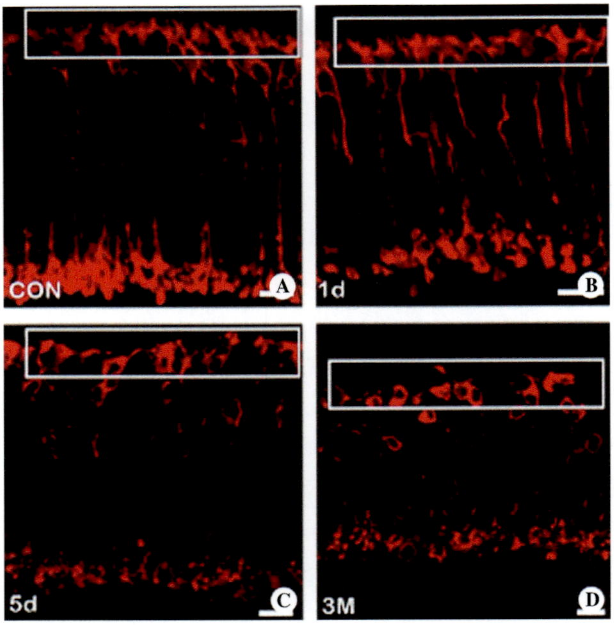

图 2-5 用抗 PKC-α 抗体标记的 ON 型双极细胞

A. PKC-α 抗体标记的视网膜 ON 型双极细胞显示完整的树突、轴突和胞体轮廓；B. *N*-甲基-*N*-亚硝基脲(MNU)处理后 1 天，双极细胞的树突轻微退缩；C. MNU 处理后 5 天，双极细胞树突明显退缩；D. MNU 处理后 3 个月，双极细胞树突完全消失，整个双极细胞都变短(400×，标尺=10μm)

[1] Lu Q, Pan Z H. Immunohistochemical Procedures for Characterizing the Retinal Expression Patterns of Cre Driver Mouse Lines. Site-Specific Recombinases[M]. New York: Humana Press, 2017: 181-194.

(陈媛媛)

第三节 视网膜铺片和免疫组化

一、背 景 介 绍

视网膜铺片主要应用于视网膜血管形态和视网膜神经节细胞(retinal ganglion cell，RGC)的研究，包括视网膜逆行标记 RGC 定量、单个 RGC 定位注射及神经节细胞电生理等研究领域。

在眼科青光眼和视神经外伤的神经保护研究中，也常需对 RGC 进行精确定量[1]。对 RGC 的定量研究有免疫标记、Nissl 染色法和神经元逆行标记等[2]。通过免疫荧光染色技术，借助图像处理软件，对小鼠 RGC 的数量、密度、大小和分布等形态特征进行了系统研究，准确定量检测视网膜 RGC，对于视网膜疾病防治的研究有着重要的意义。

二、实验前准备

1. 仪器设备耗材 眼科显微剪、眼科显微镊、显微操作显微镜、荧光显微镜(Olympus 公司)、Image-Pro Plus 6.0 软件(Media Cybernetics 公司)等。

2. 药物和试剂 多聚甲醛(PFA)、鼠源的抗 Brn-3a 单克隆抗体(Millipore 公司)、Cy3 标记的羊抗鼠二抗、牛血清蛋白粉剂(Sigma 公司)、抗荧光淬灭封片剂(碧云天公司)、TritonX-100 (Amresco 公司)、水合氯醛粉剂、蔗糖等。

3. 实验动物 以 C57BL/6J 小鼠为例。

三、实验流程

1. 实验操作

(1) 同第二章第二节，去除眼前节，将视网膜浸入 4% PFA 溶液中固定 1h。

(2) 梯度蔗糖脱水后(图 2-3)，上、下、左、右做 4 个均匀分布放射状切口，RGC 面朝上，将视网膜展开平铺在载玻片上(图 2-6A)。

(3) 用免疫组化笔围绕标本画圈，加 5% BSAT 封闭，4℃过夜。

(4) 吸去多余的封闭液，加入经 BSAT 适当稀释的一抗(Brn-3a 特异性标记 RGC，一抗稀释度为 1∶200)，4℃下孵育 3 天。根据染色的情况，可调整一抗孵育时间。标记 RGC 的抗体还有 RBPMS、Thy-1、Brn-3b。

(5) 视网膜标本放入玻璃皿中在摇床上漂洗，PBST 冲洗 3 次，每次 10min。加入经 BSAT 稀释的二抗(如 Cy3 标记的驴抗羊二抗稀释度为 1∶200)，4℃下过夜。

(6) 再次 PBST 冲洗 3 次，每次 10min。

(7) 封片避光，荧光显微镜拍照(图 2-6)。

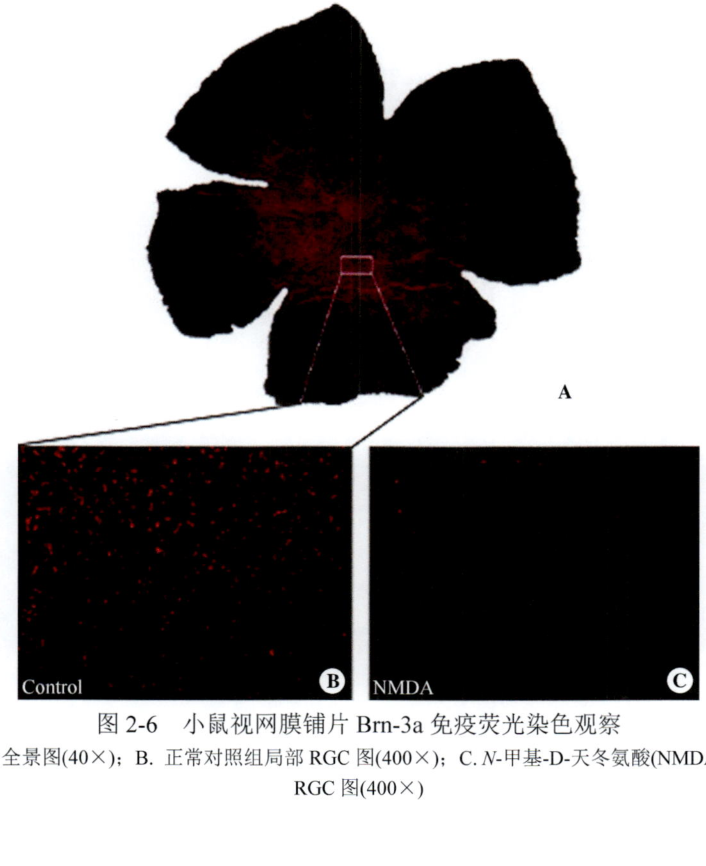

图 2-6 小鼠视网膜铺片 Brn-3a 免疫荧光染色观察

A. 视网膜铺片全景图(40×)；B. 正常对照组局部 RGC 图(400×)；C. *N*-甲基-D-天冬氨酸(NMDA)造模 24h 局部 RGC 图(400×)

2. 图像分析数据处理

(1) 每张待测的视网膜铺片以视盘为中心，将视网膜分为颞上、颞下、鼻上、鼻下 4 个象限。

(2) 每个象限从距视盘 1/6、1/2、5/6 半径处划分为 3 个区域，即中央、中间及周边 3 区。

(3) 荧光显微镜 400×倍视野下，每个象限的分区内各取 3 个视野点，按顺序进行拍照并对荧光标记的 RGC 进行计数。

(4) 将每区中 3 个视野点内细胞的平均数作为该区的神经元数量，计算得到 12 区视野每平方毫米内的平均 RGC 细胞数。

四、实验心得

1. 视网膜组织薄且附着在色素层上，获得完整的视网膜铺片有难度，在剥离视网膜的过程中很容易破碎，须注意小心操作。

2. 注意视网膜的方向性(鼻侧、颞侧、上方和下方)，常规在视网膜鼻侧剪一个小口，作为视网膜的定位标志，对细胞定位计数非常重要。

3. 组织固定时间很重要，注意摸索条件。小于 1h 视网膜容易破裂，大于 2h 周围会翘起，固定 1～2h 视网膜最容易分离，铺片后视网膜平整。

4. 免疫标记法可对 RGC 进行特异性标记，但背景荧光染色将会干扰视网膜节细胞层的成像和计数。一抗染色时间过长，清洗时间不够都可能造成背景过高。

五、实验结果

实验结果如图 2-7 所示。

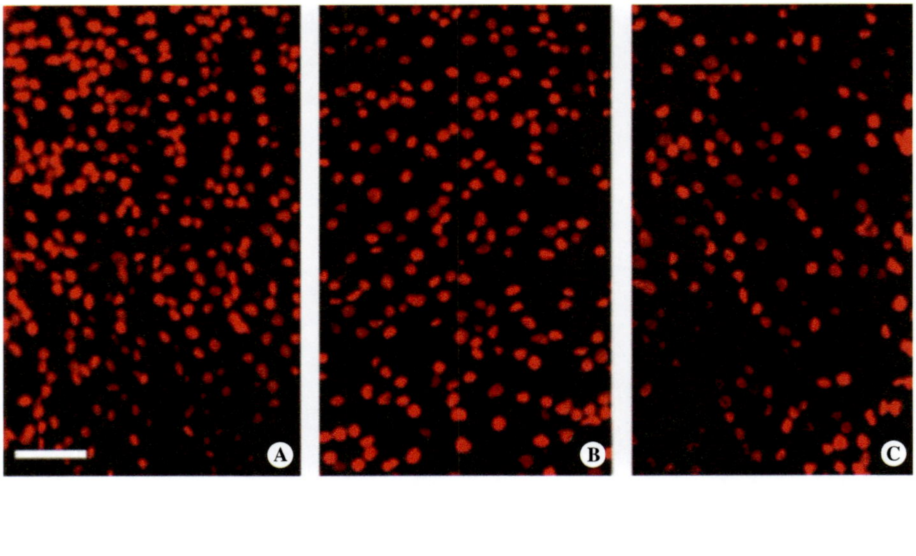

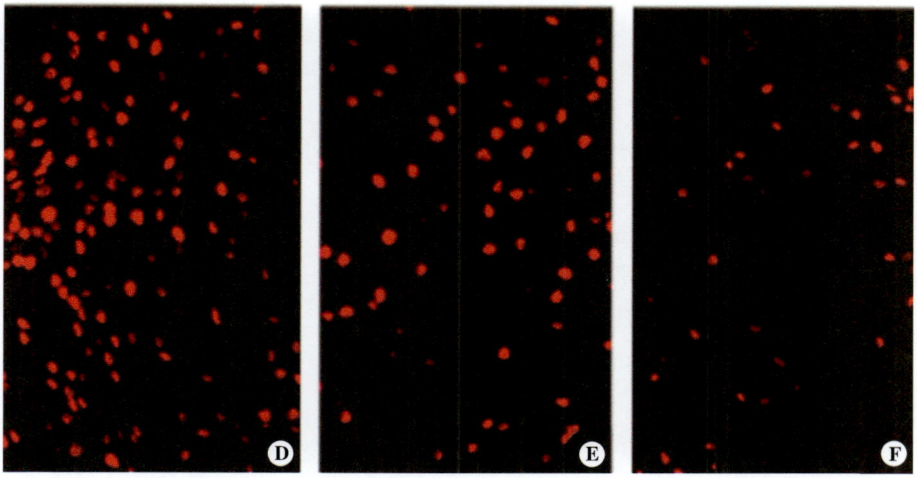

图 2-7 NMDA 造模小鼠不同时间点视网膜铺片 Brn-3a 抗体免疫荧光染色观察

A. 正常对照组；B. NMDA 造模 6h 组；C. NMDA 造模 12h 组；D. NMDA 造模 24h 组；E. NMDA 造模 48h 组；F. NMDA 造模 1 周组(400×，标尺=50μm)

六、参考文献

[1] 段宣初，卿国平，李婵. 实验动物视网膜神经节细胞的定量研究方法[J]. 国际眼科杂志，2006，6(3)：667-670.

[2] Garcfi M，Edema JR，Barbdchano HH，et al.Topography of pig retinal ganglion cells[J]. J Comp Neural，2005，486(4)：361-372.

(刘诗亮)

第四节 视网膜血管染色

一、背景介绍

视网膜血管的改变是多种视网膜疾病的共同病理表现，也是造成视力严重损伤的重要因素，如糖尿病视网膜病变、视网膜中央静脉阻塞、早产儿视网膜病变等。研究其发病机制与防治是目前的研究热点与难点之一[1-2]。客观评估视网膜血管变化是防治这类疾病的关键步骤。

常用的视网膜新生血管动物模型主要有氧诱导视网膜病变(oxygen-induced retinopathy，OIR)、视网膜静脉阻塞法、眼内注射促新生血管药物法及新生血管转基因鼠模型等。评价动物模型的视网膜新生血管时，经典的方法是在组织切片上计数视网膜内界膜前毛细血管内皮细胞核[3]，其缺点是不能显示整个视网膜的新生血管，不能研究无灌注区的改变。本节介绍的染色方法是观察整体血管最直观的方法。

目前视网膜整体血管染色的方法主要有两种：第一种是异凝集素(isolectin)对视网膜铺片进行直接染色；第二种是硫氰酸葡聚糖荧光素(FITC-dextran)心脏灌注，除了视网膜铺片，还可以行活体视网膜血管观察。本节着重介绍第一种方法。

二、实验前准备

1. 仪器设备耗材 眼科显微剪、眼科显微镊、显微操作显微镜、正置荧光显微镜(Olympus 公司)等。

2. 药物和试剂 Alexa 594 荧光标记的异凝集素(Isolectin GS-Alexa 594，Invitrogen 公司)、山羊血清、胎牛血清(FBS)、水合氯醛、多聚甲醛(PFA)等。

3. 实验动物 以 C57BL/6J 小鼠为例。

三、实验流程

1. 同第二章第二节，去除眼前节，将视网膜浸入 4% PFA 中固定 30min。上、下、左、右做 4 个均匀分布放射状切口，RGC 面朝上，将视网膜展开平铺在载玻片上(图 2-6A)。

2. 用含 20%山羊血清、20% FBS 的 PBS 在室温封闭 1h。

3. 取 Isolectin GS-Alexa 594，用含 10%山羊血清及 10% FBS 的 PBS 以 1∶200 的比例稀释，4℃孵育过夜。

4. PBS 漂洗 3 次×10min 后，用抗荧光淬灭的封片剂封片，荧光显微镜下观察，拍照记录。

四、实验心得

1. Isolectin GS 染色与 FITC-dextran 心脏灌注结果相似，均能清晰显示视网膜毛细血管网。正常小鼠可见平滑的大血管及规则网状的毛细血管从中央部到周边部均匀布满整个视网膜。文献报道结果显示：与 FITC-dextran 心脏灌注相比，Isolectin GS 染色能将异常增生的内皮细胞标记出来，更好地区分视网膜新生血管与正常毛细血管。准确率更高，更适用于视网膜新生血管的量化评价[4]。

2. 以上两种方法都是对固定标本的血管进行染色，此类方法的缺点是无法对视网膜进行连续动态的观察。在动物活体水平观察视网膜血管具有真实性和准确性，在观察视网膜血管整体形态的同时，还能对新生血管的渗漏情况进行评价，而血管渗漏是许多眼底病的重要病理指征。活体动物的视网膜血管造影将在第四章第二节进行介绍。

五、实验结果

实验结果如图 2-8 所示。

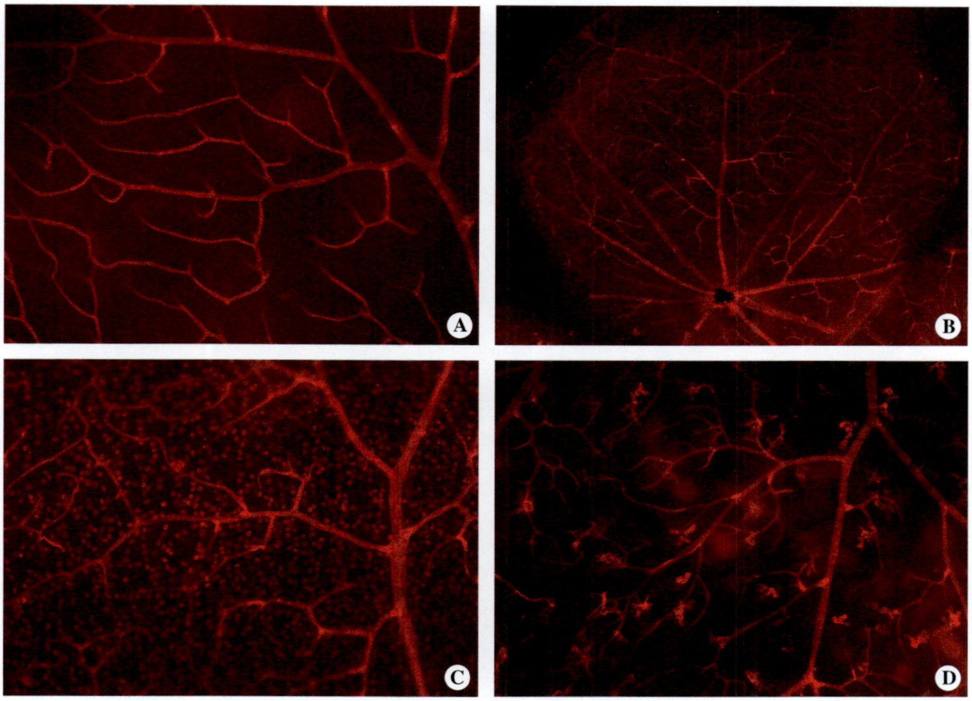

图 2-8 小鼠视网膜铺片血管形态观察

A. 正常 C57BL/6J 小鼠视网膜血管染色图(100×)；B. 视网膜血管由中央视盘发出，向四周放射状均匀分布，血管网络清晰；C. 视网膜血管和 RGC 同时染色图(40×)；D. 血管 MNU 药物性损伤后，形成末梢血管丛(100×)

六、参考文献

[1] Campochiaro PA，Hackett SF. Ocular neovascularization：a valuable model system[J]. Oncogene，2003，(22)：6537-6548.

[2] Grossniklaus HE，Kang SJ，Berglin L. Animal models of choroidaland retinal neovascularization[J]. Prog Retin Eye Res，2010，29：500-519.

[3] Smith LE，Wesolowski E，Mclellan A，et al. Oxygen-induced retinopathy in the mouse[J]. Invest Ophthalmol Vis Sci，1994，35：101-111.

[4] 张景尚，徐亮，安莹，等. 两种检测小鼠氧诱导视网膜新生血管方法的比较[J]. 眼科，2011，20(4)：267-270.

(刘诗亮)

第三章 动物模型造模方法

第一节 光感受器损伤动物模型

一、背景介绍

视网膜光感受器细胞损伤的小鼠模型分为两类：遗传型和诱导型。诱导型分为光损伤模型和化学诱导模型，其中 *N*-甲基-*N*-亚硝基脲(MNU)能诱导视网膜光感受器细胞凋亡，常用于视网膜变性疾病模型的建立 [1]。

MNU 是烷基化衍生物，本是一种强效致癌物质，作为致畸和诱变剂用于实验室动物模型的建立。MNU 也能诱导视网膜光感受器细胞的凋亡，且早于肿瘤的发生，单次腹腔给药能在一周内迅速造成特异的光感受器细胞损害，但对其他视网膜细胞短期内没有影响。此方法无需转基因动物，是研究视网膜光感受器细胞损伤的常见模型之一。

二、实验前准备

1. 仪器设备耗材 超声振荡器(上海之信仪器有限公司)、1ml 无菌注射器、通风橱、小动物体重秤等。

2. 药物和试剂 *N*-甲基-*N*-亚硝基脲(MNU)粉剂(Sigma 公司)、生理盐水、0.5%活力碘、无菌棉签等。

3. 实验动物 以 C57BL/6J 小鼠为例。

三、实验流程

1. MNU 溶液配制 1g MNU 加入 100ml 生理盐水中，得到 1% MNU，根据药品说明书可用乙酸促溶。MNU 溶液在避光条件下，可在 2～8℃保存 1 个月，MNU 粉剂为黄白色豆渣样固体。

2. 实验动物称体重。

3. 按实验动物 60mg/kg 的剂量，腹腔注射给予 MNU 溶液。

四、实验心得

1. MNU 是致癌物，应在通风橱中操作，注意戴手套、口罩和手术帽防护。

2. MNU 较难溶解，根据说明书配制，可用超声波振荡器助溶。已配制的 MNU 溶液有效期为 1 个月。

3. MNU 诱导的光感受器损伤的大鼠或小鼠模型的给药剂量是 40～60mg/kg，

低于 40mg/kg 损伤不明显。兔和猴的常用给药剂量是 40mg/kg。

五、实验结果

实验结果[1]见图 3-1。

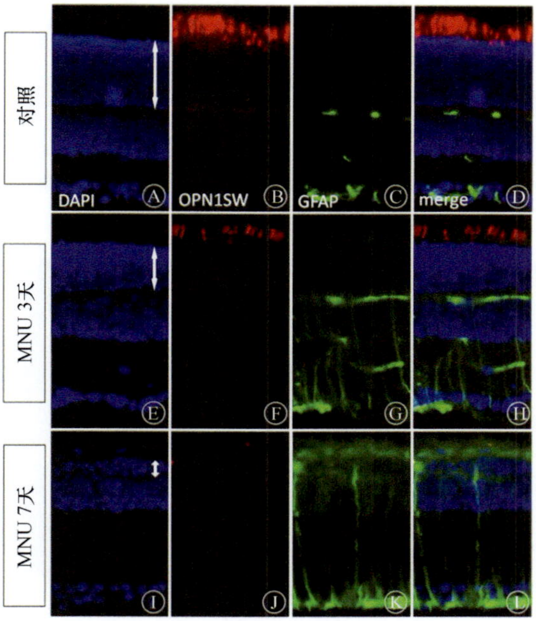

图 3-1 MNU 导致光感受器损伤和 Müller 细胞增生

A～D. 对照组免疫荧光染色；E～H. MNU 处理实验组后 3 天免疫荧光染色；I～L. MNU 处理后 7 天免疫荧光染色；DAPI(蓝色)染细胞核；OPN1SW(红色)标记视锥细胞；GFAP(绿色)标记 Müller 细胞

六、参考文献

[1] Chen Y，Luo X，Liu S，et al. Neuroprotective effect of cannabinoid receptor 1 antagonist in the MNU-induced retinal degeneration model[J]. Exp Eye Res，2018，167：145-151.

(陈媛媛)

第二节 慢性高眼压动物模型

一、背景介绍

青光眼视神经损害(glaucomatous optic neuropathy，GON)中，RGC 不可逆性的死亡导致患者视力丧失。青光眼机制尚未完全阐明，目前认为由多种因素引起，除了机械学说和缺血学说，还有神经因素、氧化应激作用、免疫因素等多种因素的参与，遗传和生活方式也可能影响其发生发展。目前有多种实验动物模型用于研究青光眼的致病机制和治疗。

本节介绍通过前房注射磁珠堵塞房角，阻碍小梁网房水回流诱导的高眼压，这一模型是目前公认能较好模拟临床青光眼发病过程的造模方法。

二、实验前准备

1. 仪器设备耗材 显微操作显微镜(舜宇光学科技公司)、玻璃电极拉制仪(Shutter 公司)、磨盘、自制三通阀注射器、磁铁、玻璃微电极、恒温毯、枪头、1ml 注射器、10μl 移液器、手持接触式小动物眼压计(Icare 公司)等。

2. 药物和试剂(图 3-2)

(1) 磁珠(Bangdlabs 公司，型号 BM547)混悬液：磁珠直径 10μm，原液是以 50mg/ml 的浓度存储于无菌水中。使用前 PBS 洗 3 遍，并溶于 PBS 中，每管 100μl 分装，4℃保存。

(2) 10%水合氯醛、盐酸奥布卡因滴眼液、玻璃酸钠滴眼液、红霉素眼膏、无菌过滤的超纯水、PBS、0.5%活力碘等。

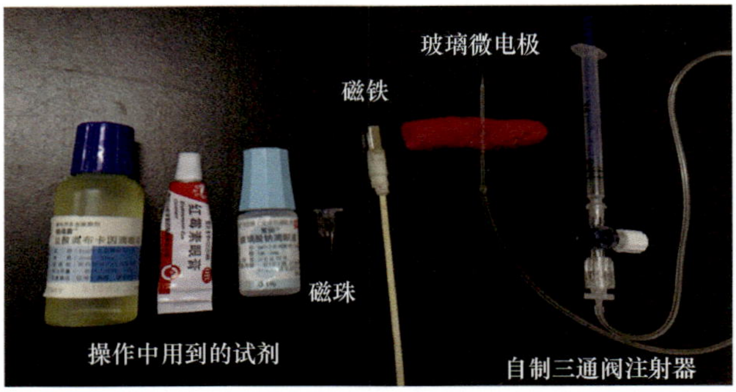

图 3-2 实验中使用到的耗材

3. 实验动物 健康清洁级雄性 5～6 周龄小鼠。本操作以 C57BL/6J 小鼠为例。

三、实 验 流 程

1. 麻醉 按 500mg/kg 的剂量腹腔注射 10%水合氯醛，麻醉小鼠，测量基础眼压(intraocular pressure，IOP)。

2. 眼压测定 用手持接触式小动物眼压计测量小鼠眼压，测量前确认选择小鼠模式，小鼠置于平台保持自然状态，眼压计探头与角膜切面呈垂直状态测量，连续测量 5 次，其平均值即为眼压值。

3. 药物准备 注射器预先抽取 0.2ml 空气和 1μl 玻璃酸钠滴眼液及 2～3μl 磁珠混悬液。

4. 注射 需要两人(A 和 B)配合完成。

(1) 操作者A：0.5%活力碘擦拭眼球，盐酸奥布卡因滴眼液滴眼。靠近角膜中心约 3mm 处进针。在眼球对面放置一个棉签木棒辅助固定眼球，进针方向尽量平行于虹膜面，尖端开口向上，避免戳伤虹膜。

(2) 操作者 B：通过三通阀的侧面给予正压，进针后缓慢注射药物，使磁珠进入前房。待磁珠全部进入前房后，再推进 4～6 个气泡。关闭注射器三通阀，用磁铁在靠近角膜进针口对面的位置吸引磁珠。前房注入空气的目的是使针管里的磁珠完全注入。手推注射器不易控制，因此用三通阀的侧面机械操控，缓慢给予正压。

(3) 操作者 A：缓慢拔出电极，磁铁沿房角吸引磁珠均匀分布至整个房角。

5. 注射完处理 注射完成后，眼表涂抹红霉素眼膏，小鼠置于恒温毯上苏醒后放回鼠笼。

6. 眼压监测 5～7 天测一次眼压，每次测量在同一时间点进行，高眼压可维持 5～6 个月。

四、实验心得

1. 灌入 磁珠使用前应振摇以充分混悬，可涡旋振荡后用移液器吹打。吸取适量磁珠置于封口膜上，其目的是形成具有表面张力的小珠。磁珠吸入玻璃电极的过程应尽量缓慢，防止吸力过大而将磁珠吸至软管。准备磁珠的过程中注意将磁铁远离磁珠放置，以免干扰磁珠液的配置和稀释。

2. 进针 磁珠全部进入前房后还需要注入少量空气，用于出针时堵住针孔，防止房水外流，约需要 4～6 个气泡，并在前房汇合成一个大气泡。若磁珠太少将无法堵住针孔，太多会将房水挤压出去。

3. 速度 磁珠进入前房的速度遵从快—慢—快的原则。中间的速度减慢，不需要增加压力，防止压力过大，导致大量空气迅速进入前房，将房水从注射口挤压出去。磁珠进入房角需用房水缓冲，如房水缺失，磁珠会黏附在角膜或虹膜上。若房水流失，需要补充注射玻璃酸钠滴眼液。

4. 维持 首次注射磁珠后第 2 周升高的眼压会回落，如眼压回落，则第 2 周补注射一次，之后眼压会稳定维持在较高水平。

五、实验结果

实验结果如图 3-3 所示。

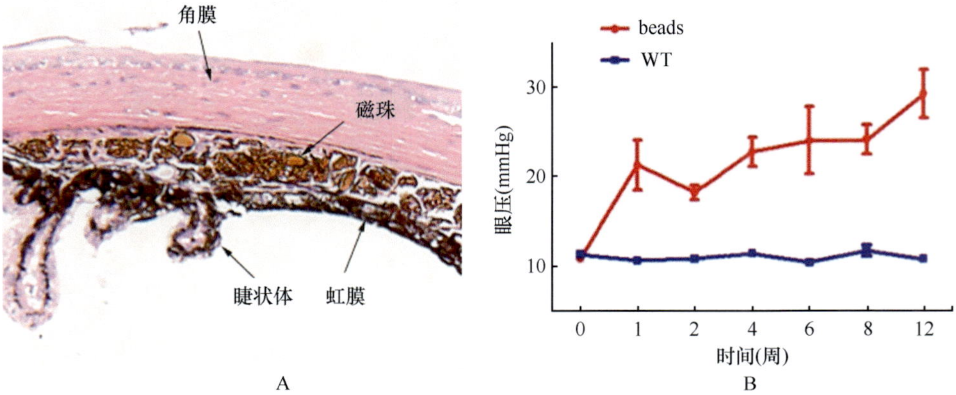

图 3-3　磁珠注射后房角及眼压变化

A. 眼球 HE 染色显示注入的磁珠堵塞了房角(如箭头所示棕色颗粒)；B. IOP 测量结果显示磁珠(beads)注射眼 IOP 较对照(WT，野生型小鼠，未注射磁珠)显著升高

(邓琴琴)

第三节 急性视网膜神经节细胞死亡模型

一、背景介绍

兴奋性谷氨酸类似物 *N*-甲基-D-天冬氨酸(*N*-methyl-D-aspartic acid，NMDA)可诱导动物的急性 RGC 兴奋性毒性损伤。其机制是过度激活 NMDA 型谷氨酸受体，大量 Ca^{2+}内流激活凋亡前信号级联反应[1]，导致 RGC 损伤。因此玻璃体腔注射 NMDA，能诱导 RGC 急性兴奋性损伤，此模型可用于研究 RGC 凋亡的分子机制和防止凋亡的神经保护信号通路。

二、实验前准备

1. 仪器设备耗材 32G 斜面针头(Hamilton 公司)、10μl 微量注射器(Hamilton 公司)、眼科显微手术器械、显微操作显微镜等。

2. 药物和试剂 NMDA(Sigma 公司)、无菌 PBS、10%水合氯醛、0.5%活力碘、左氧氟沙星眼膏等。

3. 实验动物 健康清洁级雄性 6 周龄 C57BL/6J 小鼠，体重 16～20g。

三、实验流程

1. 以无菌 PBS 溶解 NMDA，配制成浓度为 100mmol/L 的母液，并储存于–20℃中，使用前用无菌 PBS 稀释为 10mmol/L 的工作液。

2. 清洗针头与微量注射器：70%乙醇溶液冲洗微量注射器及针头 3 次，再用无菌 PBS 冲洗 3 次。

3. 检查连接针头与微量注射器的气密性是否完好。

4. 按 500mg/kg 的剂量腹腔注射 10%水合氯醛麻醉小鼠。取右眼为实验眼，眼表用 0.5%活力碘消毒。

5. 将针头置于眼球赤道部，针尖朝向视神经方向扎入，避免损伤晶状体，将 3μl 的 10mmol/L NMDA 缓慢注入到玻璃体腔内。

6. 保持针头的位置 20s 不动，观察眼球随玻璃体容量增加而略鼓。拔除针头，术眼局部使用左氧氟沙星眼膏。

7. 操作同前，无菌 PBS 注入对侧眼作为对照。

8. 每次注射后彻底冲洗注射器和针头，晾干备用。

9. RGC 的损伤程度定量分析包括：

(1) RGC 凋亡的定量：制作视网膜石蜡切片，然后用 DNA 断裂的原位末端标记法(TdT-mediated dUTP nick-end labeling，TUNEL)染色。RGC 层细胞一般为单层排列，RGCs 散在分布于神经纤维层内，胞核大，染色淡而均匀。NMDA 实验眼随 NMDA 剂量的增高或造模时间延长，RGC 层细胞密度逐渐降低，排列紊乱，出现胞体减小，染色加深以及核固缩现象。二氨基联苯胺(DAB)显色后产生很强的颜色反应(呈深棕色)，特异准确的定位出正在凋亡的细胞，因而可在普通光学显微镜下进行观察。

(2) 神经节细胞层(ganglion cell layer，GCL)剩余 RGC 胞体的定量：全视网膜铺片 Brn-3a 免疫荧光标记 RGC 计数(第二章第三节)。Brn-3a 是神经节细胞的标记抗体，通过视网膜铺片免疫荧光染色技术，借助计算机图像处理软件，可对小鼠 RGC 的数量、密度、大小和分布等形态特征进行定量研究。

(3) 内网层(inner plexiform layer，IPL)面积的定量：利用视网膜切片 HE 染色进行观察。正常小鼠视网膜的 3 个核层由内向外依次为神经节细胞层、内核层及外核层，IPL 位于神经节细胞层与内核层之间。NMDA 实验眼依 NMDA 剂量的增高或造模时间延长，IPL 厚度变薄，但 3 个核层及 2 个丛状层仍然清晰可辨。

(4) 视神经轴突总数的定量：视神经甲苯胺蓝染色。视神经由 RGC 的轴突汇集组成，正常小鼠的视神经纤维由隔膜分成束状，每束包绕数量不等的神经纤维。髓鞘形态有圆形、椭圆形及不规则形，大小不等。中央区髓鞘密集，细小纤维多，周边髓鞘相对疏散，以大直径纤维为主。NMDA 实验眼随 NMDA 剂量的增高或造模时间延长，损伤程度逐渐加重。表现为轴突变性、崩解消失；髓鞘减少，出现空泡样变；细小纤维呈旱岛状分布，由间质充填周围。

四、实验心得

1. NMDA 损伤 RGC 的数量具有剂量依赖性[2]。我们在 6 周 C57 BL/6J 小鼠眼球玻璃体腔内注射 3μl 10mmol/L NMDA，观察到约 75%RGC 死亡。

2. 注射由固定人员操作完成，以减少操作误差。

3. 注射之前做好准备，如分装 NMDA 原液，配无菌工作液。

4. 检查确保针头与微量注射器连接完好，操作过程中注意观察无泄漏，药液须被完全注入。

5. 应缓慢进行注射，以免出现眼压骤升，导致视网膜血管的机械性收缩引起视网膜缺血。

6. 注射过程不能损伤晶状体，如术后出现白内障、眼内出血，则剔除结果[2]。

7. 应用不同的小鼠品系结果会有差别，可能由于不同的遗传背景对体内 NMDA 的处理具有不同的反应易感性[2-4]。

五、实验结果

实验结果如图 3-4 所示。

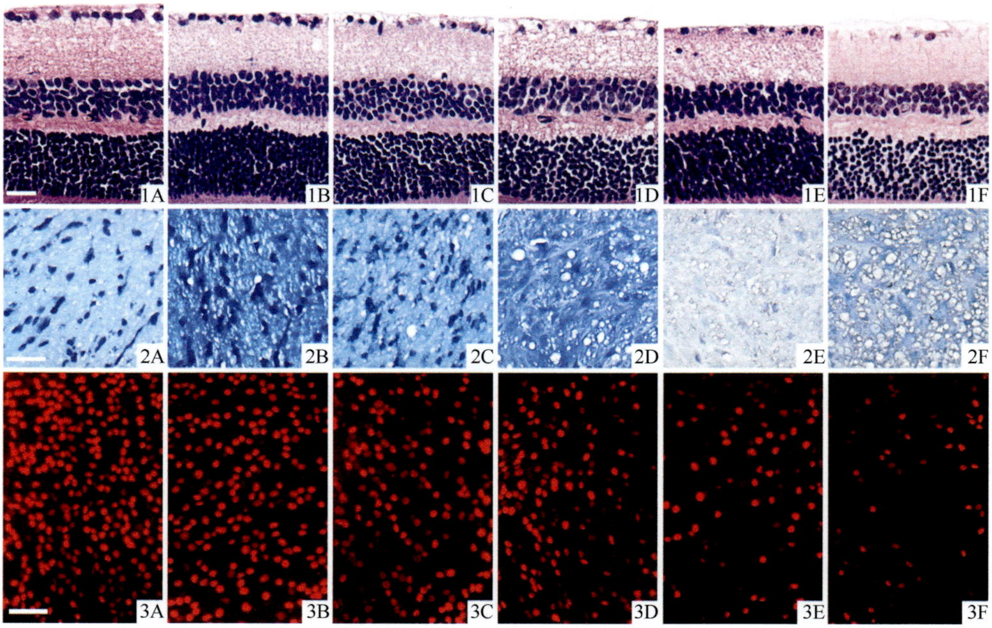

图 3-4 NMDA 小鼠造模后不同时间点视网膜的组织学观察

A～F. 从左到右分别为正常对照组，NMDA 造模后 6h、12h、24h、48h、1 周的染色；上、中、下图为视网膜 HE 染色(200×)、视神经甲苯胺蓝染色(400×)、全视网膜铺片 Brn-3a 抗体免疫荧光染色(400×)(标尺=50μm)

六、参 考 文 献

[1] Shen Y，Liu XL，Yang XL. N-methyl-D-aspartate receptors in the retina[J]. Mol Neurobiol，2006，34：163-179.

[2] Williams RW，Strom RC，Rice DS，et al. Genetic and environmental control of variation in retinal ganglion cell number in mice[J]. J Neurosci，1996，16：7193-7205.

[3] Dangata YY，Findlater GS，Dhillon B，et al. Morphometric study of the optic nerve of adult normal mice and mice heterozygous for the Small eye mutation(Sey/+)[J]. J Anat，1994，185(Pt 3)：627-635.

[4] Schori H，Yoles E，Wheeler LA，et al. Immune-related mechanisms participating in resistance and susceptibility to glutamate toxicity[J]. Eur J Neurosci，2002，16：557–564.

(刘诗亮)

第四节 视神经钳夹的视神经外伤模型

一、背 景 介 绍

视神经钳夹(optic nerve crush，ONC)技术建立的视神经损伤模型，可以用来研究临床常见视神经机械损伤疾病和视神经保护的机制。本节主要介绍利用 ONC 技术建立小鼠视神经损伤模型的方法。

二、实验前准备

1. 仪器设备耗材 显微操作显微镜、眼科显微剪、眼科显微镊、反向镊等。

2. 药物和试剂　0.5%活力碘、吸入麻醉剂(异氟烷)、盐酸奥布卡因滴眼液、左氧氟沙星眼膏。

3. 实验动物　以 C57BL/6J 小鼠为例。

三、实验流程

1. 术前准备　器械灭菌和操作台消毒。

2. 视神经钳夹

(1) 选取造模小鼠，行 2%异氟烷吸入麻醉。盐酸奥布卡因滴眼液滴眼，术眼周围皮肤用 0.5%活力碘消毒。

(2) 将小鼠置于显微操作显微镜下，于眼球颞侧的角巩膜缘后 2～3mm 处剪开球结膜，并向两侧扩大切口(图 3-5A)[1]。

(3) 眼科显微镊夹持角巩膜缘处游离结膜瓣，轻柔地将眼球旋转向鼻侧，以充分暴露颞侧操作视野。

(4) 眼科显微镊沿巩膜壁向球后游离，适当暴露视神经(图 3-5B)，换持反向镊，于球后 2mm 处钳夹视神经 10s(图 3-5C)。此时可观察到术眼瞳孔逐渐散大，直接对光反射消失。

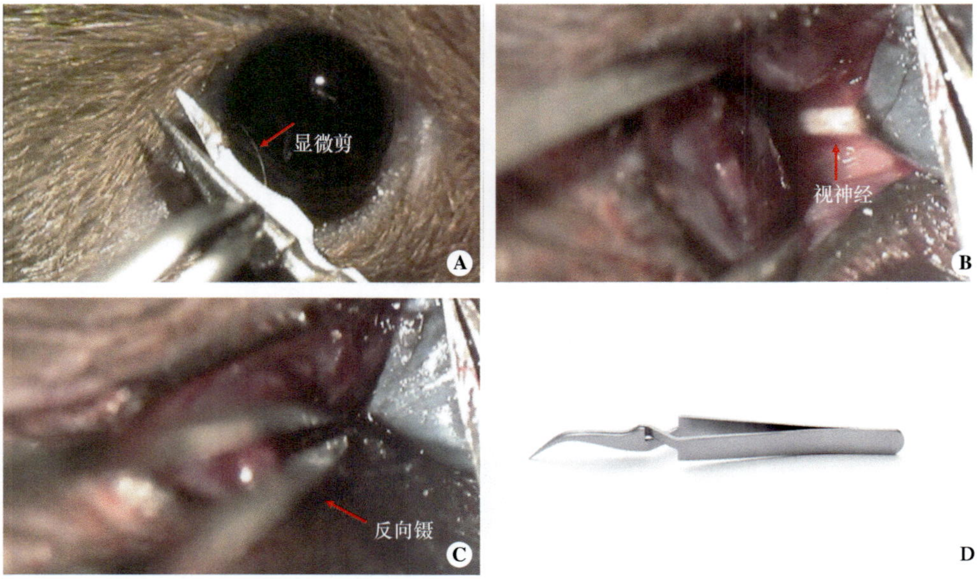

图 3-5　视神经钳夹[1]

A. 显微剪沿球结膜颞侧做水平切口；B. 暴露白色球后视神经(如箭头所示)；C. 在球后视神经 2mm 处，用反向镊钳夹视神经；D.反向镊

(5) 剪去游离的球结膜瓣，左氧氟沙星眼膏点眼，用载玻片轻压角膜即可观察眼底，可适当调节显微镜的放大倍数，观察眼底。以眼底无明显缺血者为造模成功。

3. 术后处理　造模完成后，眼表涂抹左氧氟沙星眼膏，小鼠置于恒温毯上苏醒后放回鼠笼。

四、实验心得

1. 防止出血 眼球周围血管丛众多，游离视神经时，稍有不慎易损伤血管丛，导致出血。建议游离视神经时从血管丛间隙进行，减少损伤血管导致的出血。

2. 钳夹时间 不同的反向镊具有不同的夹持力。在夹持力一定的情况下，夹持时间和视神经损伤呈正相关，可以通过摸索合适的夹持时间达到适合的视神经损伤程度。

3. 钳夹后的观察 由于视网膜供血血管和视神经相互伴行。所以在进行视神经钳夹时，可能会对视网膜血管造成不同程度的损伤。当供血血管损伤较重时，会导致视网膜缺血改变。为了避免视网膜缺血对模型结果的干扰，在造模后务必检查术眼眼底是否缺血。

五、参考文献

[1] Templeton J，Geisert E. A practical approach to optic nerve crush in the mouse[J]. Mol Vision，2012，18：2147-2152.

(张　啸)

第五节　缺氧诱导视网膜新生血管模型

一、背景介绍

视网膜新生血管(retinal neovascularization，RNV)是多种眼部疾病如早产儿视网膜病变、糖尿病性视网膜病变等的共同病理改变。RNV 病因复杂，可能与缺血缺氧及引发的细胞外微环境的改变有关。该模型主要通过改变新生鼠生活环境氧气的浓度，诱导新生幼鼠视网膜血管发育不全，而这一病变特点与早产儿视网膜病变类似，因此可模拟早产儿视网膜病变。该模型的优点是可用于观察不同时间点视网膜血管的改变情况。

二、实验前准备

1. 仪器设备耗材 密封透明玻璃氧舱：氧气舱顶一端设置为进气口，通过软管连接流量计与氧气罐，另外一端留一小口为出气口。舱顶另设有测氧口，连接氧浓度检测仪，以监测玻璃氧舱内氧分压，保证舱内氧浓度恒定(图 3-6)。

2. 药物和试剂 医用纯氧气。

3. 实验动物 出生后第 7 天(P7)的健康无特定病原体级 C57BL/6J 幼鼠与哺乳母鼠。

三、实验流程

1. 幼鼠出生时当天为 P0，取 P7 健康幼鼠与哺乳母鼠一起放入玻璃氧舱内，进气口接入湿润医用纯氧气，氧气流量控制为0.50～0.75L/min。玻璃氧舱除进气口、出气口、测氧口外，其他缝隙使用胶带密封。

2. 每日5次使用氧气浓度检测仪监测舱内的氧浓度，调节氧流量使舱内氧浓度维持为(75±3)%。

3. 控制室温(23±2)℃，相对湿度50%～60%，12/12小时昼/夜循环光照。每两天打开玻璃容器，更换垫料、加食、换水，并替换母鼠。

4. 幼鼠连续在高氧环境下饲养5天后，即P12日龄返回正常空气环境中，继续与母鼠共同饲养5天，P17日龄处死幼鼠取出视网膜[1]。

5. 玻璃氧舱：氧气舱顶一端设置为进气口，通过软管与流量计和高浓度氧气源连接。氧气舱顶另外一端留一小口为出气口。氧气进气孔以及测氧仪测量孔处都应用胶布密封，仅留通气孔开放，保证气体平缓流通。

6. 测氧仪器：玻璃氧舱的舱顶另设有测氧口，连接氧浓度检测仪，以监测玻璃氧舱内氧分压，保证舱内氧浓度恒定。频繁测量氧箱内氧气浓度，保持氧浓度为(75±5)%。

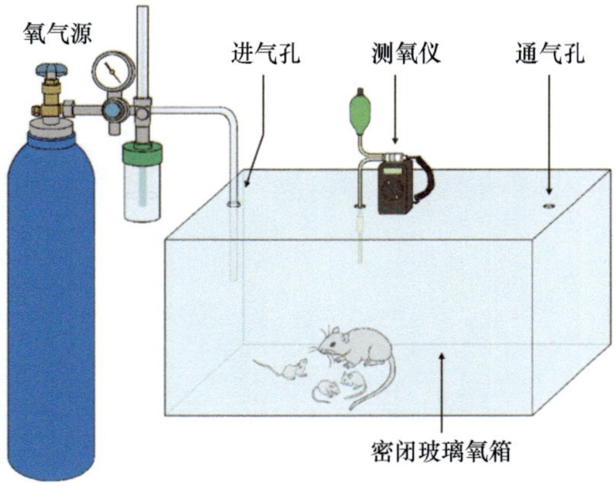

图3-6　玻璃氧舱图

密闭玻璃氧箱与氧气源、测氧仪相连，小鼠及其哺乳母鼠饲养在氧箱中

四、实验心得

1. 母鼠生下小鼠后，勿移动母鼠，以防惊扰母鼠导致母鼠噬仔。操作时只需将幼鼠取出进行实验。

2. 母鼠孕期以及哺乳期应使用繁殖饲料增加营养。一笼产下10只以上幼鼠，应及时将过多的幼鼠转移到其他笼中或处死，避免幼鼠喂养过程中出现营养不良。

3. 母鼠在高氧浓度环境时间过长会导致死亡，氧舱中至少每两日更换一次母鼠。偶有母鼠死亡，应及时更换其他母鼠代替哺乳。如缺少代哺乳母鼠，可将两笼幼鼠合为一笼，使用一只母鼠哺乳，做好标记。出生后第17天(P17)，称取幼鼠体重，剔除体重小于6g的幼鼠，以免影响实验结果。

4. 高浓度氧环境可以抑制幼鼠视网膜正常血管发育，使视网膜血管发生闭塞。P12 时视网膜血管闭塞程度最大，之后新生血管生长。一般 P17 时 PNV 面积最大，之后逐渐自然消退，P25 恢复正常。见图 3-7。

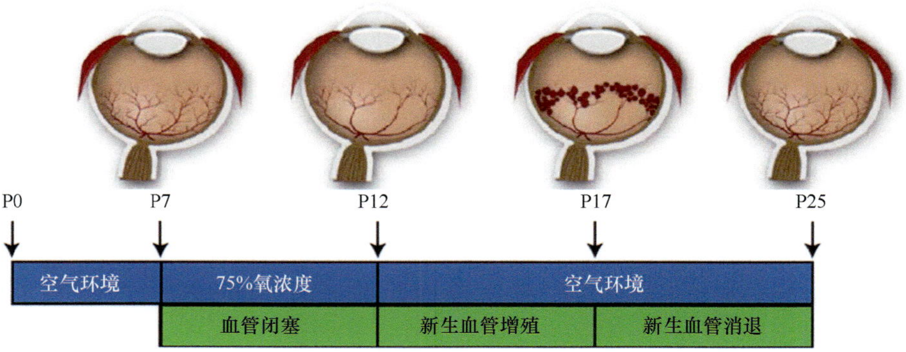

图 3-7　OIR 模型示意图[1]

新生小鼠及母鼠从出生到 P7 都饲养于空气环境，视网膜血管正常发育。P7 小鼠暴露于 75%氧气，抑制视网膜血管生长并导致明显的血管闭塞。在 P12 将小鼠送回空气环境。因血管闭塞导致的视网膜缺氧，触发血管再生和病理性新生血管生长。RNV 形成在 P17 达到最大值。之后 RNV 可自行消退，小鼠视网膜在 P25 可大致恢复正常

5. 小鼠遗传背景对实验结果影响较大，各组选用相同品系小鼠，最好使用来自同一窝的老鼠做对照。每组幼鼠最好来自不同的三组父母鼠，以减少生物变异性。转基因小鼠对照组应选用对应背景野生型小鼠。

6. 对照组的操作应与上述过程完全一样，但不接触高浓度氧气，在正常空气中饲养。

五、参 考 文 献

[1] Connor K M , Krah N M , Dennison R J , et al. Quantification of oxygen-induced retinopathy in the mouse: a model of vessel loss, vessel regrowth and pathological angiogenesis[J]. Nature Protocols，2009，4(11)：1565-1573.

(田凯琳　马　宁)

第六节　激光诱导脉络膜新生血管模型

一、背 景 介 绍

脉络膜新生血管(choroidal neovascularization，CNV)是多种可造成严重不可逆视力丧失的视网膜疾病的共同病理基础，如老年性黄斑变性等 [1]。因此建立理想的 CNV 动物模型及其评估疗法，对深入研究 CNV 的发病机制及临床防治十分重要。目前常用的模型有激光光凝和视网膜下注射胶状蛋白复合物两种方法[2]。

本节以激光光凝法为例，详述激光诱导脉络膜新生血管模型的方法。

二、实验前准备

1. 仪器设备耗材　裂隙灯显微镜、多点多波长激光机(NIDEK 公司)、小动物

视网膜影像系统(Phoenix Research Labs 公司，Micron IV 系列)。

2. 药物和试剂　盖玻片、水合氯醛、复方托吡卡胺滴眼液、左氧氟沙星眼膏等。

3. 实验动物　健康清洁级雄性 6～8 周龄小鼠。本操作以 C57BL/6J 小鼠为例。

三、实 验 流 程

1. 麻醉　按 500mg/kg 的剂量腹腔注射 10%水合氯醛，麻醉小鼠，眼表面滴复方托吡卡胺滴眼液扩瞳。

2. 设置激光机参数　针对小鼠的参数参考值为：波长 532nm，直径 100μm，照射时间 0.1s，激光功率 200mW。

3. 激光前定位　将小鼠固定在颌托上，调整裂隙灯侧面旋钮，使裂隙灯光源正对小鼠眼球。左手固定小鼠头部，充分暴露眼球。同时将涂有左氧氟沙星眼膏的盖玻片紧贴角膜正中，透过盖玻片寻找视盘进行解剖定位。确定位置后通过调整眼球位置及裂隙灯，尽量使视盘位于视野的正中央。

4. 激光光凝　选择在距视盘 1.5～2.0 视盘直径处，等距离光凝 4～6 个点(如进行蛋白检测，可增加至 20 个点)，注意避开血管。以光凝后有气泡产生(可伴轻响)为击破 Bruch 膜的标志，否则为无效点。如激光过程中意外击中血管，出现明显玻璃体积血，则该眼不纳入实验组。

5. CNV 形成的判断方法

(1) 眼底荧光素血管造影(fundus fluorescein angiography，FFA)：激光后第 7 天，进行 FFA，观察激光处是否有激光斑的形成，晚期是否有荧光渗漏。用 Phoenix 公司的 Micron IV 小动物视网膜活体影像系统成像(或给海德堡公司的眼底造影)与光学相干断层成像(optical coherence tomography，OCT)一体眼底成像设备配备动物镜头(也可以用于实验动物的眼底观察)。

(2) OCT：激光后第 7 天，用配动物镜头的 OCT 观察视网膜下是否有高反射信号的团块影。

(3) 铺片染色：激光后第 7 天，取激光眼进行视网膜铺片、染色，观察是否有 CNV 形成。

四、实 验 心 得

1. 动物麻醉过深或时间过长都会引起白内障，导致实验失败。如采用水合氯醛麻醉，要从浅入深麻醉，勿一次将麻药过量，避免小鼠迅速形成白内障或死亡。麻醉后应立即操作，可减小白内障发生率，使用激光的过程要尽量迅速。

2. 激光使用不慎可能损伤激光操作者的眼睛，实验过程中一定要注意安全防护，佩戴防护眼镜。

五、实 验 结 果

围绕视盘进行激光后第 7 天，行 FFA 及 OCT 检查所见如图 3-8。

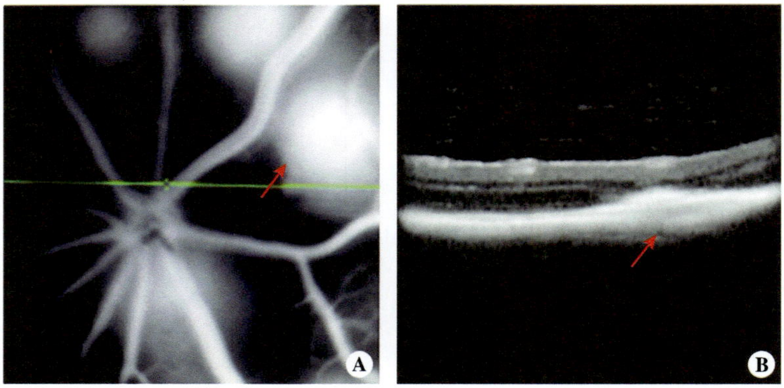

图 3-8 FFA 及 OCT 检查

A. FFA 晚期可见新生血管渗漏，且边界模糊(如箭头所示)，绿色示 OCT 扫描的界位置；B. OCT 可见视网膜下隆起高反射信号团块及 CNV 病灶(如箭头所示)

六、参考文献

[1] Chong NHV．Bird AC．Alternative therapies in exudative age related macular degeneration[J]. Br J Ophthalmol，1998，82：1141-1143.

[2] Li Y，Huang D，Xia X，et al. CCR3 and choroidal neovascularization[J]. PLoS One，2010，6：e17106.

(戚　沆)

第七节　碱烧伤角膜新生血管模型

一、背景介绍

大鼠角膜碱烧伤可诱发角膜上皮缺损、角膜基质水肿、角膜溃疡形成及角膜新生血管形成等病理改变。该模型是研究角膜化学烧伤、热烧伤、手术创伤、自身免疫性疾病如 Steven-Johnson 综合征、角膜瘢痕性类天疱疮等角膜疾病理想的动物模型。本节介绍碱烧伤所致角膜新生血管模型，用于角膜新生血管的基础研究。

二、实验前准备

1. 仪器设备耗材　滤纸、3.5mm 环钻、眼科显微镊、1ml 注射器、开睑器等。

2. 药物和试剂　水合氯醛、丁卡因滴眼液、1mol/L 氢氧化钠溶液、生理盐水、左氧氟沙星眼膏、左氧氟沙星滴眼液、复方托吡卡胺滴眼液。

3. 实验动物　小鼠、大鼠均可。本操作以 SD 大鼠为例。

三、实验流程

1. 按 500mg/kg 的剂量腹腔注射 10%水合氯醛，麻醉大鼠。

2. 丁卡因滴眼液滴眼 2 次，行眼部表面麻醉，将直径为 3.0mm 的圆形滤纸片(用 3.5mm 环钻钻取)浸入 1mol/L 氢氧化钠溶液中约 10s，取出后用另一张滤纸吸去剩余碱液，然后将滤纸片贴敷于角膜中央，90s 后取下。

3. 用生理盐水彻底冲洗烧伤区及结膜囊 1min。

4. 角膜表面涂左氧氟沙星眼膏以预防感染；滴复方托吡卡胺滴眼液扩大和活动瞳孔，以防止虹膜和晶体后粘连。手术后 3 天内给予左氧氟沙星滴眼液滴眼，每天 4 次，用于预防感染。

5. 评价指标

(1) 角膜透明度评分标准[1, 2]：0 分，角膜透明，无混浊；1 分，角膜轻度浑浊，虹膜纹理可见；2 分，角膜中度浑浊，虹膜纹理不清；3 分，角膜重度浑浊，隐见瞳孔；4 分，角膜极重度浑浊，瞳孔不见。

(2) 角膜新生血管测量及面积计算：根据颜世龙等[3]报道，以大鼠角膜缘 9 点钟到 3 点钟位置画一横线将角膜分成上、下两部分，再由 12 点钟到 6 点钟位画一条竖线，这两条垂直的直线将整个角膜均分为 4 个象限，分别用圆规测量各象限内最长的一支血管长度(以连续且弯曲度小，并与角膜缘切线垂直的新生血管长度为准)。

(3) 角膜新生血管面积计算公式：$A = C/12\times3.1416[r^2-(r-l)^2]$[4]，其中 C 为 CNV 累及角膜的圆周钟点数，l 为所取的血管长度。大鼠角膜半径 r=3mm。CNV 总面积等于 4 个象限面积之和。

四、实验心得

1. 角膜碱烧伤程度的控制是建模成功的关键，时间应把握准确，不能太长或太短。时间太短不能诱发角膜新生血管，时间太长则易出现角膜穿孔而导致造模失败。

2. 滤纸片浸润碱液不能过量，否则易造成角膜的弥漫性烧伤或烧伤偏轻。

3. 碱烧灼时尽量不要持续压迫滤纸片，否则易加剧碱液穿透角膜，使并发症发生率增加。

4. 最后擦干结膜囊内多余水分(泪液)，以免碱性液体弥散后烧灼周围组织及降低滤纸片的碱浓度。

5. 可用婴幼儿的小开睑器撑开眼睑，防瞬目。

五、实验结果

小鼠角膜碱烧伤后第 14 天，小鼠角膜白斑合并角膜新生血管，所见如图 3-9。

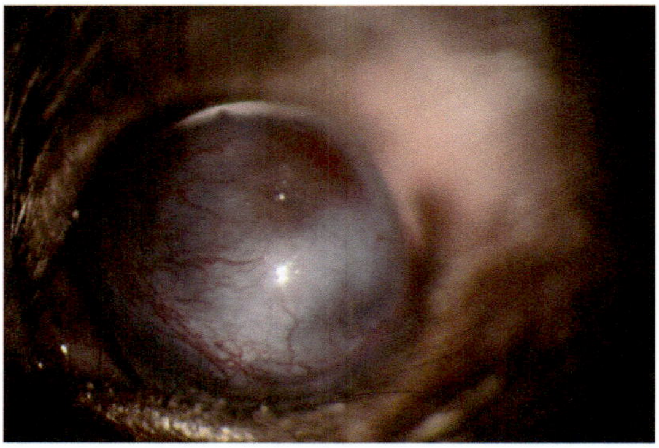

图 3-9 小鼠角膜碱烧伤后第 14 天角膜白斑合并新生血管

六、参考文献

[1] 袁进，陈家祺，刘祖国，等.IL-1 ra 治疗角膜碱烧伤的免疫学机制研究[J]. 眼科研究，2007，25：5-9.
[2] Oh JY，Kim MK，Shin MS，et al. The anti-inflammatory and antiangiogenic role of mesenchymal stem cells in corneal wound healing following chemical injury[J]. Stem Cells，2008，26：1047-1055.
[3] 颜世龙，梁丹，林妙丽，等. 碱烧伤大鼠角膜新生血管模型的初步探索[J]. 眼科学报，2005，21：165-172.
[4] 董媛，张明昌. 环氧合酶-2 及其抑制剂对角膜新生血管作用的研究[J]. 眼科研究，2007，25：424-427.

(饶卓群)

第四章　活体动物眼科检测

第一节　视网膜电图

一、背 景 介 绍

视网膜电图(electroretinogram，ERG)是闪光刺激诱发的，在角膜表面记录到的视网膜的一组电位波形。视网膜综合电位反应，是视觉电生理中最具代表性的部分，是由一个负相 a 波和一个正相 b 波组成的一个双相波，叠加在 b 波上的一组小波称为振荡电位(oscillatory potential，OP)。

ERG 的 a 波电活动起源于视网膜感光细胞层，振幅大小是从基线到 a 波的波谷距离。而 b 波主要起源于视网膜内层，与视网膜 Müller 细胞和双极细胞的电活动密切相关，其振幅是从 a 波的波谷到 b 波的波峰距离。a、b 波的峰时值是从闪光刺激开始(N 点)到波峰/波谷的时间。

ERG 能客观反映视觉系统的功能状态，通过检测视网膜细胞功能，辅助诊断视网膜疾病，具有重要作用。本节主要介绍 ERG 检查在动物实验中的应用。

二、实验前准备

1. 避光环境　本实验使用及地遮光布将暗室隔为两部分，一侧放置计算机控制给光，另一侧放置动物和 ERG 实验平台。

2. 仪器设备耗材　①眼电生理检查系统 RetiMINER Ⅳ(重庆艾尔曦医疗设备有限公司)、RetiMINER 4.0 软件、实验动物平台、闪光刺激器、放大器、角膜电极 2 个、皮下电极 1 个、尾电极 1 个；②避光工具：泡沫盒、放置鼠笼的推车、遮光布、暗红光手电筒；③其他辅助设备：称量器、胶带、镊子、计时器、棉签、1ml 注射器、记号笔、复温毯、导电膏等。

3. 药物和试剂　复方托吡卡胺滴眼液、生理盐水、水合氯醛、丁卡因滴眼液、红霉素眼膏。

4. 实验动物　小鼠、大鼠均可。此处以 C57BL/6J 小鼠为例。

三、实 验 流 程

1. 软件操作

(1) 打开 RetiMINER 4.0 软件，进入图 4-1 登录界面。

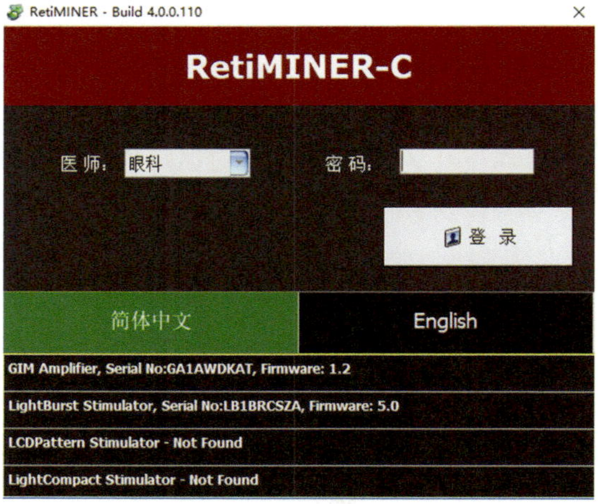

图 4-1　RetiMINER 4.0 登录界面

(2) 登录后见图 4-2，点击右侧“新建”后出现图 4-3，录入相应编号、命名等信息，保存。点击图 4-2 下方的“Flash ERG”进入图 4-4 界面。

(3) 点击图 4-4 右侧选项栏中“工具包”，出现图 4-5 工具包，介绍如下：

闪光刺激器：上方打开暗红光，下方关闭暗红光。

暗适应：暗适应时间计时。

明适应：给予白光进行明适应，并计时。

暗红屏：使电脑屏幕变为暗红色，减少屏幕亮度对实验的干扰(可自制两层红色滤纸以减低屏幕亮度，不用“暗红屏”功能)。

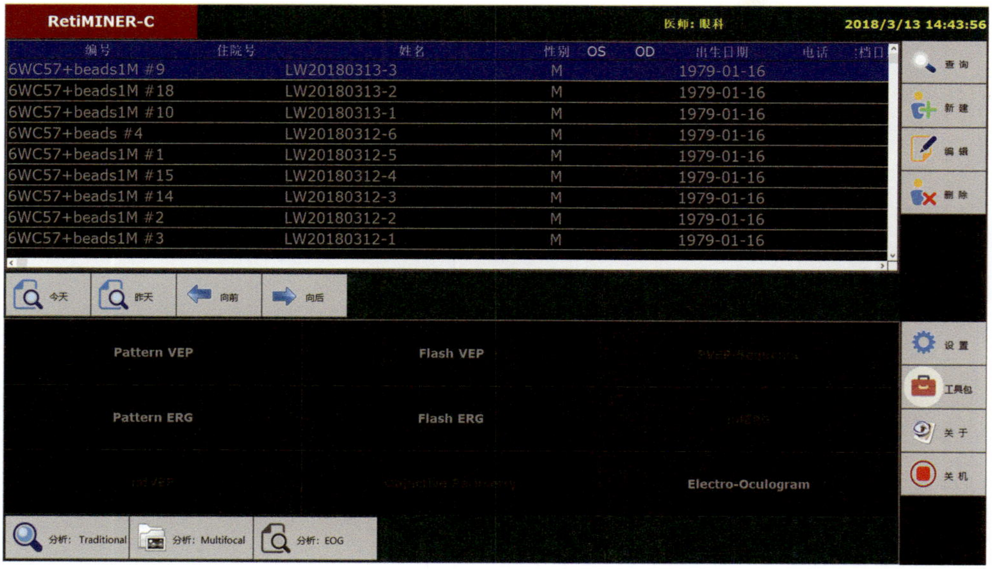

图 4-2　RetiMINER 4.0 软件首页

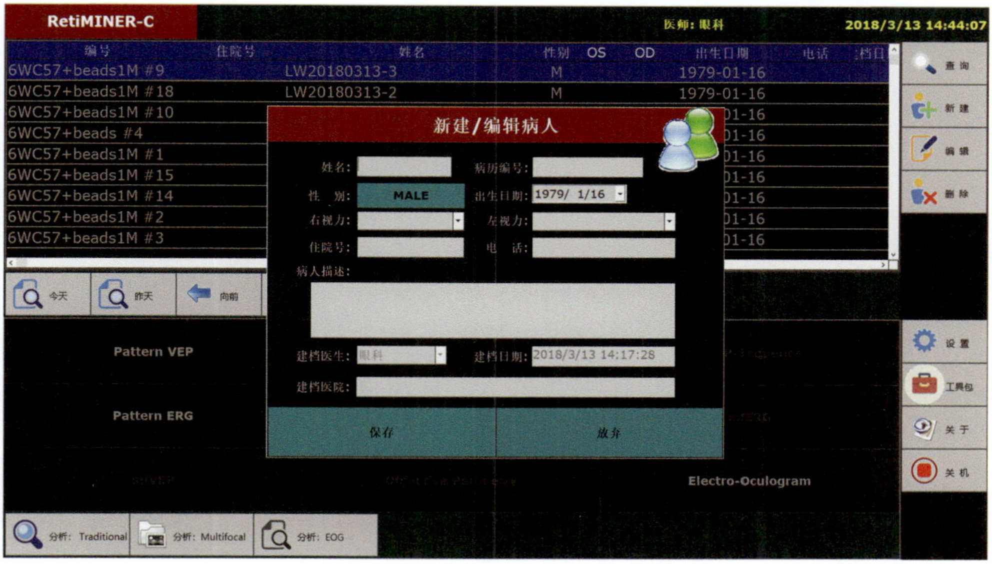

图 4-3　新建实验界面

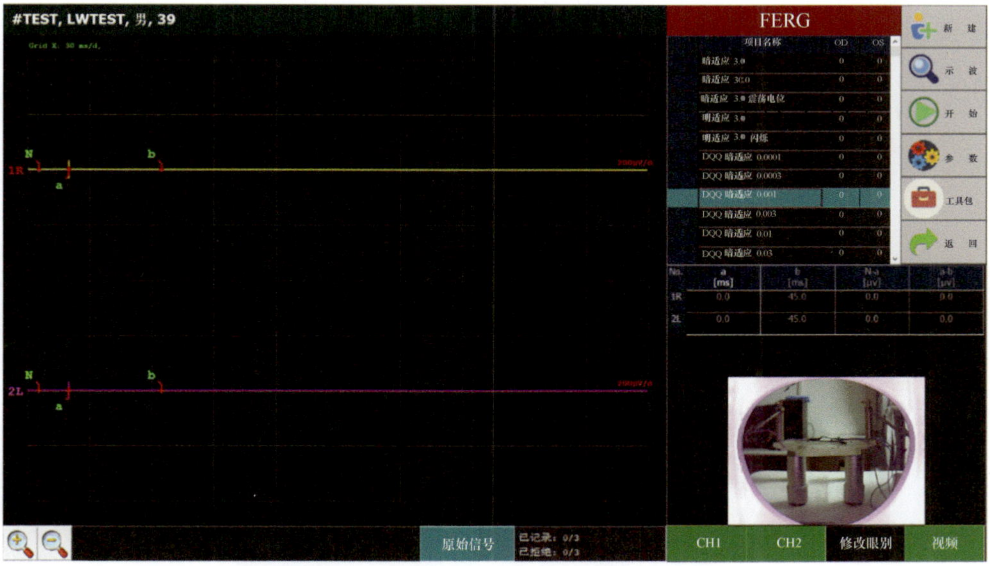

图 4-4　实验给予刺激及记录结果界面

(4) 图 4-4 右下方为红外相机下实时图像显示框，可监测动物情况。图 4-4 右侧其他选项的功能在以下内容逐一进行介绍。

2. 固定小鼠，连接电极

(1) 在完全黑暗环境下暗适应小鼠 12h(最少不得少于 5h)：将装有实验动物的鼠笼置于推车上，遮光布包裹推车，确保鼠笼内的粮食及饮水供应。可开空调保暖，拉上帘子，关好门和灯，门外做“暗适应中，勿开门”的标识，备注时间。

(2) 暗红光下，双眼滴复方托吡卡胺滴眼液，完全散瞳一般需 10～15min。

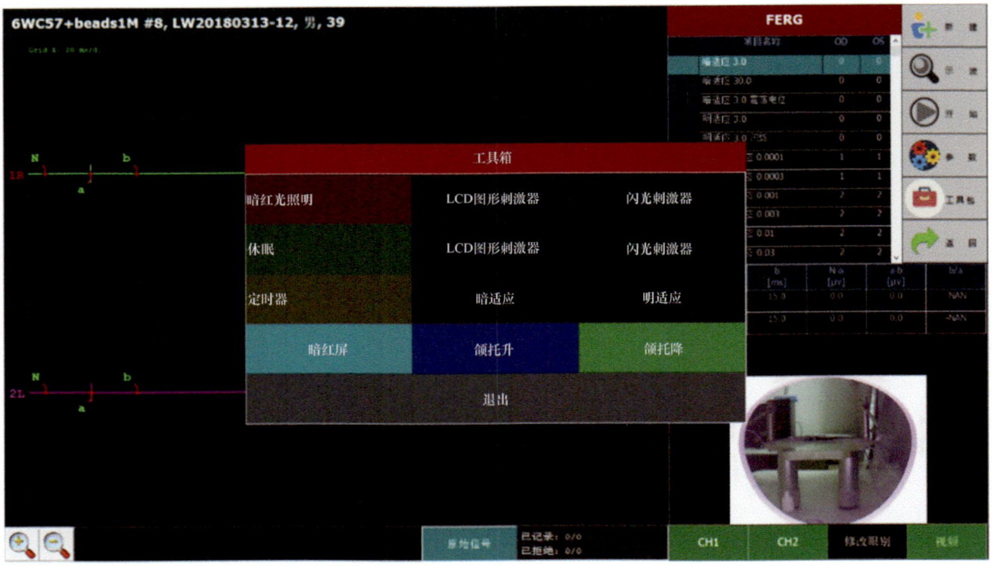

图 4-5　工具包

(3) 暗红光下，按 0.1ml/10g 的剂量腹腔注射 5%水合氯醛，麻醉小鼠(麻醉时间过长会导致白内障，应尽快完成实验)。

(4) 暗红光下，将小鼠用胶带固定在动物实验平台的前方：需保证小鼠“趴”正，头位正，双眼高度一致，充分暴露。尾电极(图 4-6A)夹取少量导电膏，夹住鼠尾后端；在镊子协助下将皮下电极(图 4-6B)插入两耳之间的后颈皮肤。皮下电极和尾电极的另一端连接设备。

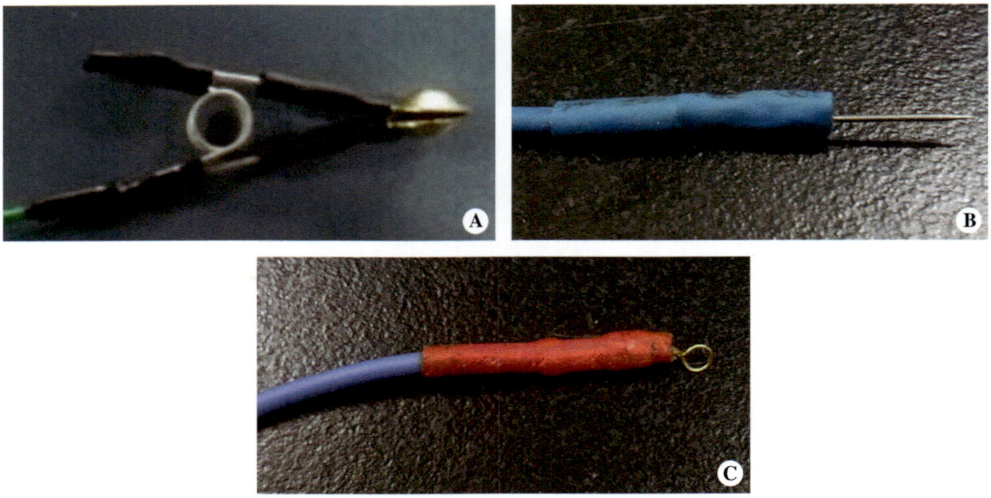

图 4-6　电极

A. 尾电极(若实验动物为大鼠，由于其尾巴较粗，尾电极夹不易夹住，可将尾电极换成针刺电极斜扎在尾巴上)；B. 皮下电极；C. 角膜电极

(5) 1ml 注射器吸取少量生理盐水滴加于小鼠双眼，以促使电极与角膜的良好

接触，并能防止角膜干燥。调整角膜电极(图 4-6C)的角度，以垂直角度轻微接触角膜少量生理盐水的中心顶端(如图 4-7C 所示角度)，小鼠固定及各电极连接方式见图 4-7A、B。

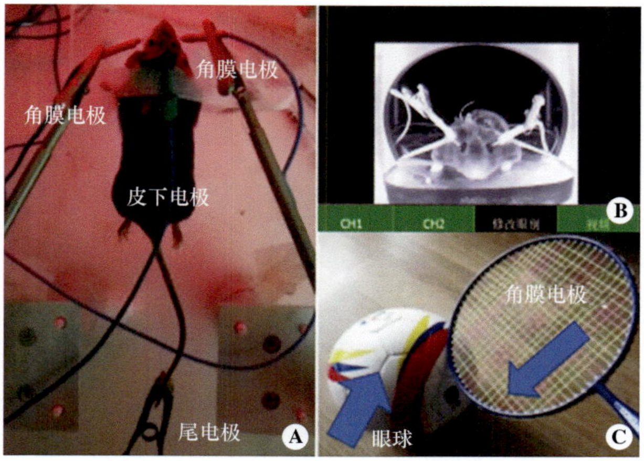

图 4-7 A. 小鼠固定及各电极连接方式；B. 电脑端红外相机显示小鼠固定及电极连接方式；C. 角膜电极与眼球接触角度模拟图

(6) 在计算机点击图 4-4 右侧“示波”选项，如电极安装良好，示波器波形显示为轻微振荡，波形如图 4-8。红线表示左眼，绿线表示右眼。

1) 如电极未接好呈断路状，会表现为大幅的正弦波或杂乱无章的巨大波，须再次调整角膜电极位置。

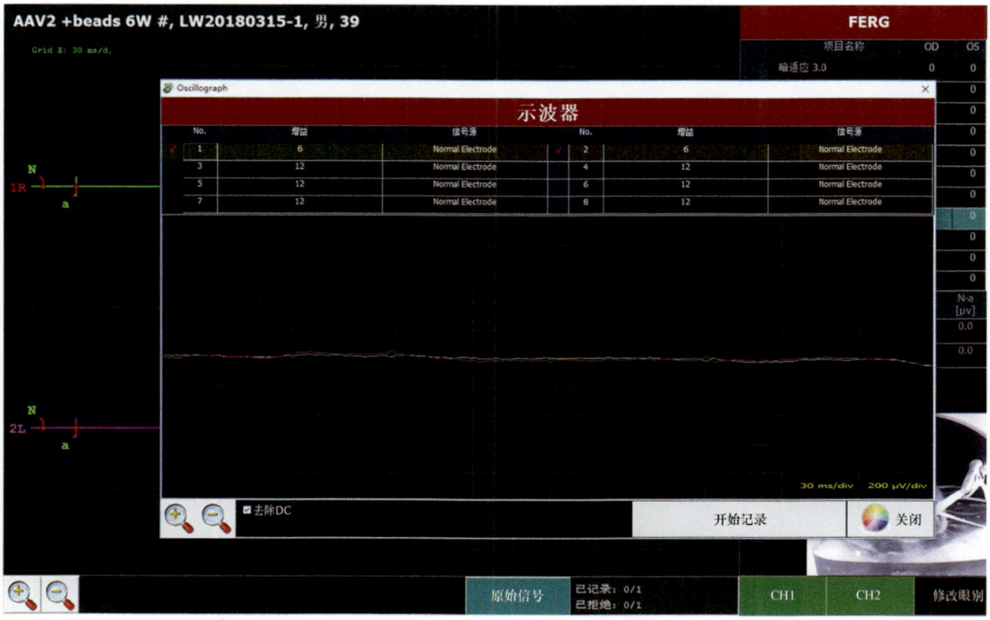

图 4-8 示波器显示平稳的波形(提示电极安装良好)

2) 若小鼠麻醉深度不够，呼吸会导致示波信号的轻度波动，由角膜电极的断续接触引起，可待小鼠进入深度麻醉后再继续记录，或追加少量麻醉剂。

3) 如出现短暂的小波，是心跳引发的 EGF 信号，如干扰过大，可将皮下电极向远离心脏侧做调整即可消除。

4) 示波信号确认良好后关闭暗红光，在暗红手电筒的照明下将小鼠随动物实验平台一起推入闪光刺激球区，小鼠的双眼应对称并充分暴露于闪光刺激球内，如图 4-7B，可通过摄像头的红外实时图像对位置进行调整。

3. 记录反应

(1) 记录暗适应反应

1) 暗红光照明也会破坏暗适应，使视杆细胞受抑制。因此正式实验开始前，应再次补充暗适应 5min。

2) 观察示波信号良好后再开始记录。点击图 4-4 右侧“开始”选项或图 4-8 下方的“开始记录”，电生理系统会闪光 1 次，得到如图 4-9、图 4-10 的波形。

3) 从光强 0.0001～10.0cd • s/m^2 的程序依次诱导波形。每一项应重复至少一次(暗适应 10.0 可只做一次)，将得到的波形叠加，以确认记录的可靠性。

4) 重复记录时点击图 4-4 右侧“新建”，才能再次进行示波和记录操作，否则“示波”和“开始”选项为灰色，无法点击。

5) 每次记录之间应暗适应一段时间，暗适应的时间随着光强的增大应相应延长，参考值为 5～60s。

6) 如果双眼 ERG 振幅异常，建议再次检查角膜电极安装的位置。典型波形应如图 4-9 和图 4-10 所示。

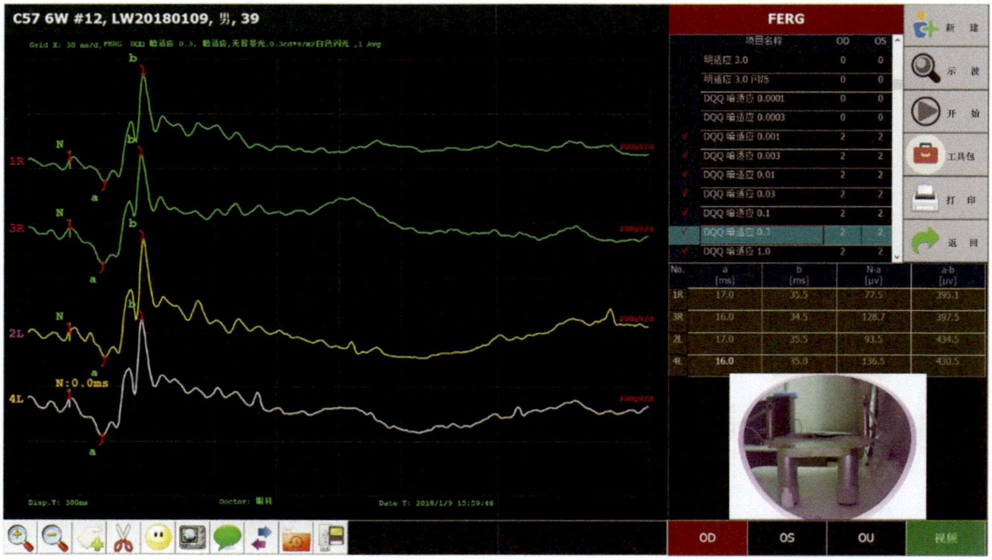

图 4-9 暗适应反应典型波形

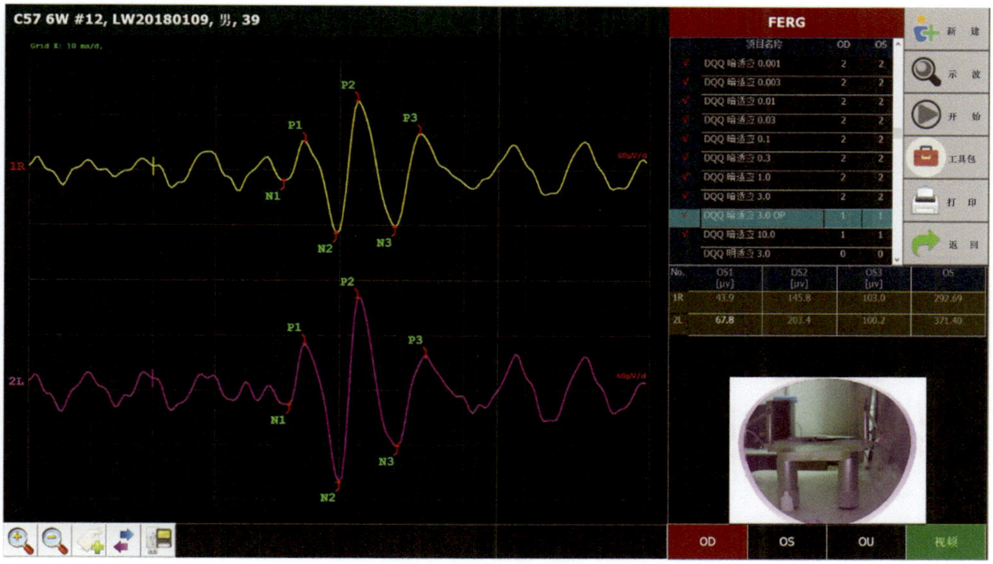

图 4-10　暗适应反应振荡电位典型波形

(2) 明适应：启用明适应 3.0 及明适应 3.0 Flicker 程序，系统将自动打开背景光，明适应 10～15min 后再记录。小鼠明适应的 ERG 振幅 b 波较小，幅度不到 200μV，如图 4-11 所示。

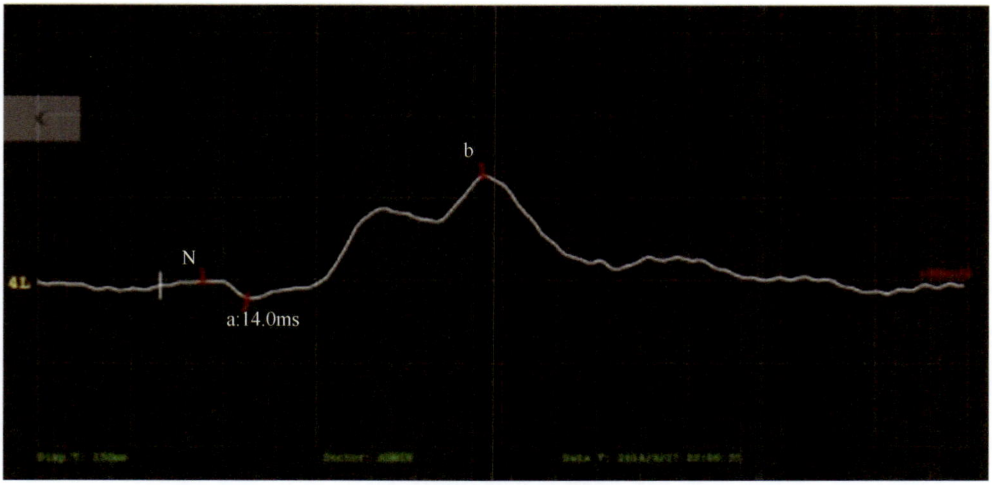

图 4-11　明适应反应典型波形

四、实验心得

1. 实验中需两个角膜电极以相同的角度、方向接触两眼角膜中心的相同位置，可理解如下：

(1) 角膜上不同位置的电位存在较大差异，通常认为顶端电位最高；不同的接触位置会带来眼别间的振幅误差，对同一只鼠不同次 ERG 测试的结果也会带来差异。

(2) 角膜电极会遮挡一部分刺激光线，相同的角度及位置可以避免双眼间差异。

2. 实验中或实验后小鼠发生白内障或角膜损伤，会导致实验失败，可以从以下几个方面采取预防措施：

(1) 减少角膜电极的压迫损伤。角膜电极从侧面轻微接触角膜中心顶端，不要压迫眼球。

(2) 调整暗适应下的强闪光刺激，减少光刺激的次数。暗适应程序的最大光刺激 10.0cd·s/m^2 只在最后一次使用，建议只用一次。

(3) 水合氯醛麻醉时间过长会导致小鼠白内障。小鼠散瞳 15min 后再行腹腔麻醉，麻醉 30min 内须完成实验。实验结束后通过复苏毯加速小鼠复苏。

(4) 实验结束后，小鼠双眼涂红霉素眼膏，能防止感染并能帮助保持其眼睛湿润，有助于避免白内障发生。

3. 防动物实验中意外死亡

(1) 水合氯醛浓度要准确，麻醉剂量要适量。如需补注麻药，则补注剂量要低。

(2) 实验结束后务必通过复苏毯复苏小鼠，以减少麻醉意外。

(卢　苇)

第二节　在体视网膜形态检查

一、背 景 介 绍

眼科动物模型对揭示各种眼病的发病机制，探讨疾病的诊断、治疗及预防方法均具有重要意义。小动物的眼球较小，且与人眼相比屈光系数不同。所以，用于人眼的影像和功能检查仪器难于捕捉到清晰的小鼠眼底形态图像。Phoenix Research Labs 公司的 Micron 系列目前被公认为小动物视网膜成像的最佳仪器标准[1]。

本节介绍 Phoenix 公司的 Micron Ⅳ视网膜影像系统在小鼠眼底成像检查中的应用，如视网膜眼底照相、视网膜血管造影、OCT 技术[2]。

二、实验前准备

1. 仪器设备耗材　Micron Ⅳ视网膜影像系统(Phoenix Research Labs 公司)。

2. 药物和试剂　水合氯醛、复方托吡卡胺滴眼液、甲基纤维素眼用凝胶、10%荧光素钠。

3. 实验动物　以 C57BL/6J 小鼠为例。

三、实验流程

1. 视网膜眼底照相

(1) 5%水合氯醛溶液小鼠麻醉后，剪去鼠须，平放于 Micron Ⅳ视网膜影像系统的小动物台上(图 4-12)。

(2) 复方托吡卡胺滴眼液散瞳，涂甲基纤维素眼用凝胶于角膜表面，既能湿润角膜，又能保证屈光间质透明。凝胶介于角膜和镜头之间，起到屈光介质的作用。

(3) 调整镜头焦距，直至小鼠眼底清晰可见，立即拍眼底像。

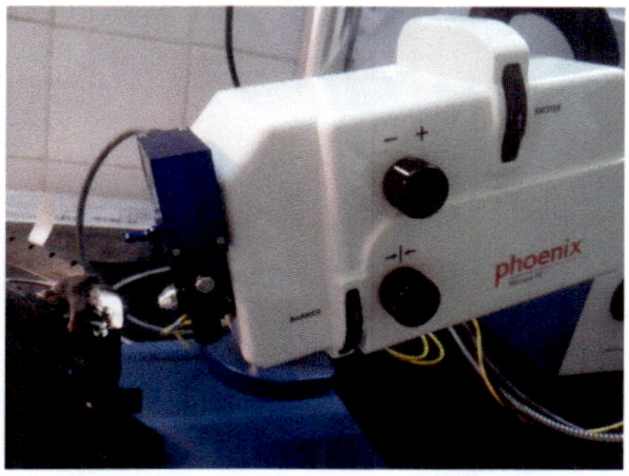

图 4-12　小鼠 Micron Ⅳ视网膜影像系统

(4) 保存图像并导出。

2. 视网膜血管造影

(1) 小鼠同上述步骤，麻醉、散瞳后，调整镜头焦距，直至视网膜血管清晰可见。

(2) 调整激发光通道，按 0.01ml/10g 的剂量腹腔注射 10%荧光素钠，且 1s 内注射完毕。

(3) 从注射开始计时，摄像机拍摄设置为前 5min 为 4 帧/s，其后每间隔 10min 进行 1 次眼底照相，直至拍不到荧光。

(4) 保存图像并导出。

3. OCT 技术

(1) 小鼠同上述步骤，麻醉、散瞳后，调整镜头焦距，直至小鼠眼底清晰可见。

(2) 切换软件视图界面至 OCT 检查模式。

(3) 手动调节操作台或调节接收器增益，经降噪后，拍摄 OCT 图像。

(4) 保存图像并导出。

四、实验心得

1. 麻醉以保持小鼠的固视状态，以保证结果的可重复性。

2. 测量过程中使用配套动物实验台，小鼠眼底视盘中心、角膜顶点和显示器注视点须保持在同一水平。

3. 小鼠在固定操作台完成对焦后进行腹腔注射荧光素钠。小鼠的眼球较小，眼底图像为凹球面，对焦有难度。

4. 正常情况下，小鼠经腹腔注射荧光素钠 3～8s 后，可见视网膜动脉显影；8～20s 后图像清晰，最多持续到 2h 左右。可通过控制注射速度来控制显影速度。

5. 若观察过程中出现视野不全或离焦，应及时手动调整实验台。

五、实验结果

实验结果如图 4-13 所示[3]。

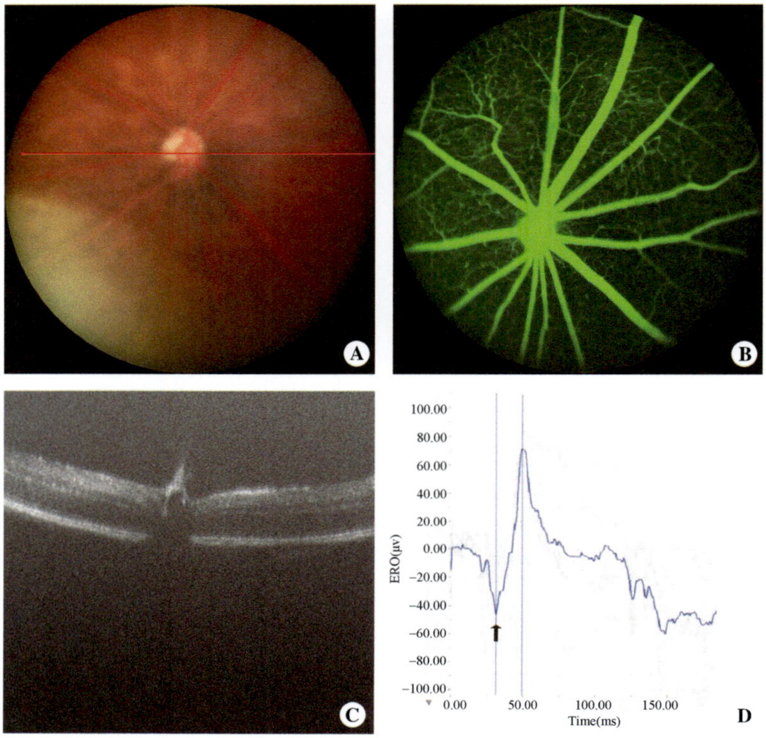

图 4-13　小鼠 Micron Ⅳ视网膜影像系统检查图像

A～D. 分别为小鼠眼底彩照、FFA、OCT 及视网膜电图(ERG)结果；A 图中红线为 OCT 扫描的部位；眼底彩照、FFA、OCT 可以用同一角膜接触探头获得图像，ERG 检查需换 ERG 角膜接触探头

六、参考文献

[1] 吴建国，李颖，周小煦，等. Micron Ⅲ视网膜影像系统大鼠荧光素眼底血管造影[J]. 中华眼底病杂志，2013，29(5)：523-525.

[2] Adhi M，Duker JS. Optical coherence tomography--current and future applications. Curr Opin Ophthalmol，2013，24：213-221.

[3] 刘诗亮，沈吟，陈媛媛，等. 新型 Micron Ⅳ视网膜影像系统在三种小鼠疾病模型中的应用[J]. 中华眼底病杂志，2014，30(3)：294-298.

(刘诗亮)

第三节　小鼠行为学检测

一、背景介绍

实验动物的视觉功能评估非常重要，但由于动物不能主动配合识读视标，因此只能测量动物的视动反应(optomotor)，以估计动物的实际视力。视动反应是动物的一种条件反射行为，通过用计算机投影的方法模拟运动的光条，形成干涉条纹，然后记录眼和头随移动的干涉条纹而运动的情况，从而定量分析动物的视觉功能。视动反应是目前评估动物视力较普遍的方法[1]。整体动物实验不需要麻醉动物，但需固定动物在动物操作台上，使得光源能照入动物的眼睛。

二、实验前准备

1. 仪器设备耗材

(1) 硬件

1) LED 显示屏：外径高 350mm×405mm，内径 300mm×380mm，参考型号：联想 L1900pA，四面墙共 4 块。

2) 载鼠台：支撑柱高 155mm，直径＜65mm；材质为有机玻璃，外表面镀银，有镜面效果。上加直径 85mm 亚克力板或用 100mm 玻璃皿替代。

3) 顶板镜：镀银镜，470mm×470mm，边长尺寸保证大于显示屏屏宽，正中央有圆形孔洞，孔直径 240mm；背面贴亚克力板加固防碎。

4) 底板镜：尺寸 450mm×450mm～570mm×570mm，边长尺寸保证大于显示屏屏宽，背面贴亚克力板加固。

5) 显示屏连接转换器：1 拖 4 转换器分接口，参考型号 VIDEO SPLITTER 1to4 VGA Duplicator ES-2504。

6) 摄像头：有广角摄像功能摄像头，参考型号：谷客 HD92。

7) 计算机。

(2) 软件：Matlab 2016(MathWorks 公司)。

2. 实验动物 以 C57BL/6J 小鼠为例。

三、实 验 流 程

1. 硬件

(1) 用四块显示屏围成正方形箱体，安装如图 4-14[2, 3]所示。

(2) 箱体底面用底板镜，其中心竖直固定载鼠台支撑柱和载鼠台，载鼠台上平面与显示屏中点平齐。

(3) 箱体顶面用顶板镜，孔洞上方调整并固定摄像头，使摄像头能透过孔洞拍摄载鼠台。

(4) 4 块显示屏通过连接转换器，将图像连接到计算机操作系统，将计算机的显示设置为扩展模式。

(5) 摄像头连接电脑并录像。实际实验中摄像头所拍摄到的画面，如图 4-15 所示。

2. Matlab 光栅程序参数设置

(1) 每次实验 12min，分 10～12 个阶段。

(2) 每个阶段光栅转动顺时针方向 30s，逆时针方向 30s，停顿 10s。

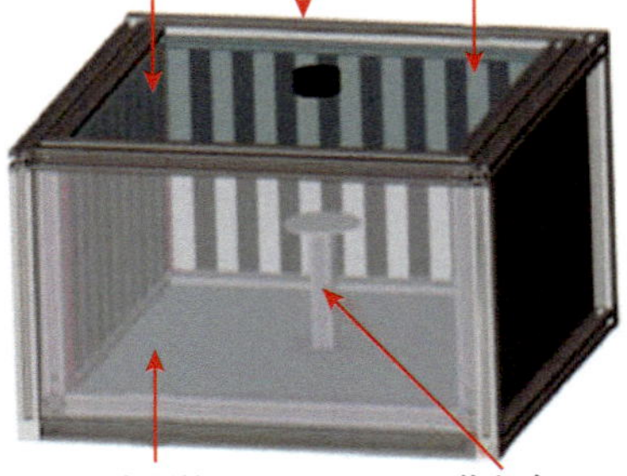

图 4-14 视动反应测试箱模式图

中心为载鼠台，底面是底板镜，顶面是顶板镜，其中央孔洞放置摄像头。四周由四块 LED 显示屏围成，显示屏连接到计算机以设置条栅的参数

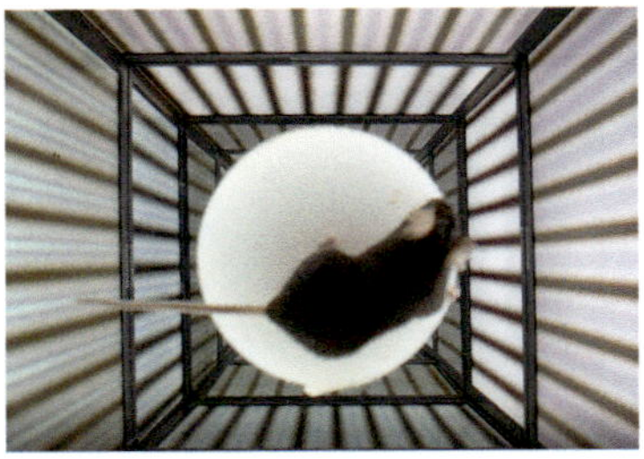

图 4-15 视动反应操作实物图

(3) 光栅转动角速度 12°/s。

(4) 各阶段光栅密度(即 1°内光栅条数，cycles / degree，单位：cpd)依次设置为 0.2、0.10、0.15、0.20、0.25、0.30、0.35、0.40、0.45、0.50、0.60cpd。

3. 小鼠操作前准备

(1) 暗适应：实验前避光 3～4h。

(2) 明适应：实验前避光 5～10min。

4. 操作流程

(1) 设备接通电源，操作电脑试运行 Matlab 程序。

(2) 计算机设置开始录像。

(3) 载鼠台上放入准备好的小鼠。

(4) 运行 Matlab 的光栅程序宏命令。

(5) 程序运行结束，结束录制视频，整理文件。

(6) 实验完成后将小鼠放回鼠笼，酒精清理载鼠台。

(7) 实验结束后关闭设备，断开电源。

5. 数据处理 后期仔细观察视野，并记录视频里小鼠头部跟随光栅缓慢转动的次数，进行统计分析。

四、实验心得

1. 每次实验前需试运行 Matlab 程序，检查程序正常运行才开始实验。
2. 实验中如小鼠掉下载鼠台，立即将小鼠放回载鼠台，并不影响继续实验。
3. 明适应视动实验和暗适应视动实验无须分先后，但间隔不宜超过 24h。

五、实验结果

实验结果如图 4-16 所示。

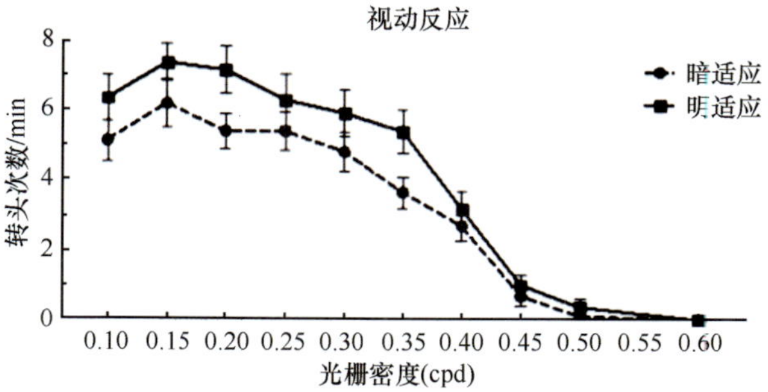

图 4-16　正常小鼠的明、暗适应的视动反应(n=19)

当光栅的空间频率低于 0.45cpd 时，头部转动次数<1，则小鼠已看不清光栅，视力定为 0.45cpd

六、参考文献

[1] 杨静，龚明洺，杜科成.实验用小鼠眼动仪的设计与实现[J]. 黑龙江科技信息，2017，(16)：44.

[2] Kretschmer F，Sajgo S，Kretschmer V，et al. A system to measure the Optokinetic and Optomotor response in mice[J]. Journal of Neuroscience Methods，2015，256：91.

[3] Abdeljalil J，Hamid M，Abdelmouttalib O，et al. The optomotor response：a robust first-line visual screening method for mice[J]. Vision Research，2005，45(11)：1439-1446.

(沈科炯)

第五章　视网膜细胞功能学实验

第一节　视网膜单细胞电生理记录

一、背景介绍

膜片钳技术的出现将细胞水平和分子水平的生理学研究联系在一起。全细胞式膜片钳技术现已广泛应用于视网膜神经元离子通道生物物理学、细胞生理学的研究。为从单细胞水平分析眼部疾病的发生和发展过程，以及推动视网膜疾病的基础研究和临床应用，提供了强有力的工具[1-4]。

膜片钳技术以微弱电流信号测量为基础，是一种典型的低噪声测量技术。利用玻璃微电极尖端与细胞膜表面紧密贴附，达到 GΩ 及以上的阻抗从而形成封接。使用机械钳制的方法将其与细胞膜其他部分分离开来，从而减小干扰并分辨出多种微弱的膜通道电流，其值可小至 pA（10^{-12}A）量级。然后通过特殊的膜片钳放大器将其转化为直观便于分析的电信号，如图 5-1 所示。

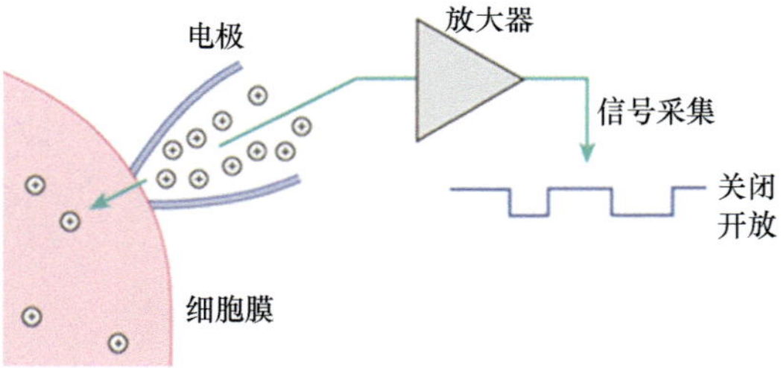

图 5-1　膜片钳技术图解

膜片钳技术的记录模式主要分为四种：①细胞吸附式记录模式(cell-attached recording 或 on cell recording)；②内面向外记录模式(inside-out recording)；③外面向外记录模式(outside-out recording)；④全细胞记录模式(whole-cell recording)。前三种为单通道记录模式，其中内面向外和外面向外的记录模式都针对分离膜片上的通道记录模式。本章着重介绍的是常用的第四种模式，即全细胞记录模式。

二、实验前准备

1. 仪器设备耗材（图 5-2）

(1) 膜片钳放大器：膜片钳生物放大器(AXON 或 HEKA 公司)，用于放大微弱的生物信号。

(2) 数模转换器(AD-DA 板)：模拟信号转化成数字信号，其中 HEKA 放大器的 AD-DA 板整合在放大器内部。

(3) 计算机及应用系统软件：HEKA PC 5.0-8.0、2000。

(4) 成像系统：显微镜、CCD 相机(红外相机或 cool-CCD)。

(5) 三维微操控制器：用于精细操控电极。

(6) 负压装置：用于高阻封接。

(7) 灌流系统：用于恒温、给氧以保持视网膜组织的活性。

(8) 地线：用于减少电噪声。

(9) 屏蔽装置：屏蔽网，用于减少电噪声。

(10) 防震台：用于减少机械震动。

(11) 测量、记录和统计软件。

(12) 汞灯光源、明场光源、CCD 显示器、Puff 给药系统、载物台等。

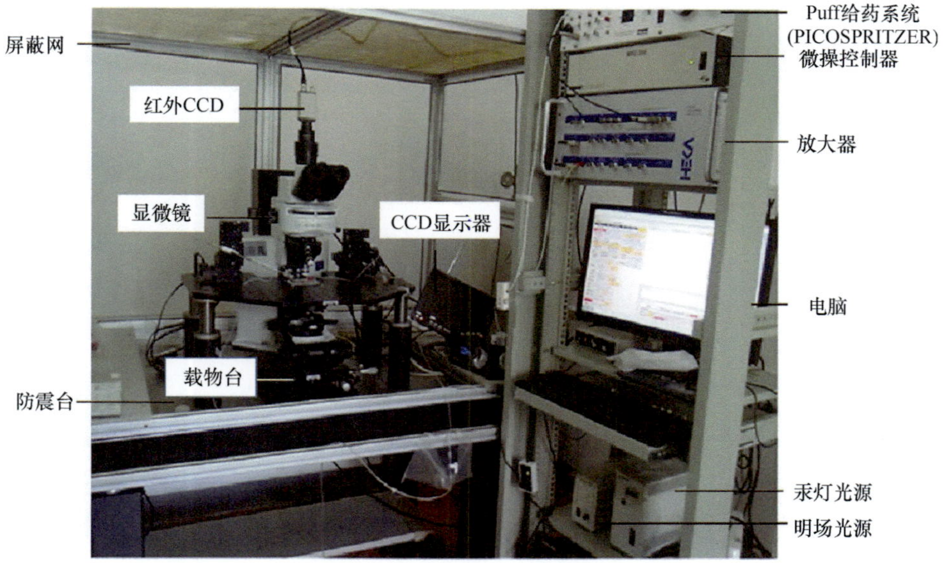

图 5-2 成套膜片钳设备

2. 药物和试剂 细胞内液、细胞外液、受体通道的激动剂或阻断剂等。

3. 实验动物 以 C57BL/6J 小鼠为例。

三、实验流程

1. 标本的制备 制备新鲜细胞和组织标本。

2. 电极的制备

(1) 选取合适的玻璃毛细管：软玻璃电极(苏打玻璃、电石玻璃)常用于作全细胞记录，硬质玻璃电极(硼硅玻璃、铝硅玻璃、石英玻璃)因寻电率低、噪声小而常用于离子单通道记录。膜片微电极是将玻璃毛细管用电极拉制仪拉制而成。

(2) 电极的制作：分两次或多次拉制，最终使尖端的直径为 1～2μm。两步拉制的目的主要是使电极前端的锥度变大，狭窄部缩短，因此可降低电极的串联电阻，也可减少全细胞记录时的电极液透析时间。

(3) 灌注电极内液：充灌前电极内液要用 0.22μm 的微孔滤膜进行过滤，可保证液体不会堵塞电极。一般电极充灌可分灌尖(tip filling)和后充(back filling)两步：灌尖时将电极尖端浸入内液中 5s 即可，由于毛细作用，溶液会自动进入电极最尖端处；然后从电极后端用细小的聚丙烯注射管插至尖端附近将溶液充至电极的 1/4 长度，用手指轻轻弹除尖端残留的气泡。封接电阻取决于所记录的细胞大小，实验入水电极电阻一般为 2～5MΩ，而全细胞记录则最好在 5～7MΩ。

3. 细胞内、外溶液的配制 配制与实验相应的细胞内、外液(详见附录一)。

四、实验心得

成功封接是实验成功的第一步，为保证成功封接，有以下几方面注意事项：

1. 标本 应新鲜、健康、表面干净。标本离体后需要放在显微镜下确认，2h 内记录结果较好，4h 后细胞活性开始变差，导致记录困难。

2. 电极 应干净，电极形状很重要。

3. 稳定 机械稳定性准，电噪声小对实验有益。

4. 观察 注意时刻观察镜下电极和细胞相对位置，防止漂移，必要时随时调整。

五、参考文献

[1] 刘振伟. 实用膜片钳技术[M]. 北京：军事医学科学出版社，2006.

[2] Ames A，Pllen DA.Neurotransmission in central nervous tissue：a study of isloted rabbit retina[J]. JNeurophysiol，1969，32(3)：424-442.

[3] Hamill OP，Sakmann B.A cell-free method for recording single channel currents from biological membrane[J]. J Physiol(Lond)，1981，312：41-42.

[4] Hatta S，Sakamoto J，Horio Y.Ion channels and diseases[J]. Amed Electron Microscs，2002，35：117-126.

(罗　雪)

第二节　视网膜分离细胞膜片钳

一、背景介绍

本节介绍急性分离的单细胞膜片钳电生理记录，该方法的优点在于能够快速实现单细胞的通道电流记录，可用于单细胞药理学分析和信号通路调控，缺点是由于细胞间连接被打散，无法研究细胞与细胞之间的环路[1]。

二、实验前准备

1. 仪器设备耗材

(1) 膜片钳放大器及其配套的数模转换器(AD-DA 板)、采样处理软件。

(2) 灌流系统、记录浴槽、防震台、微操仪、加药装置等。

(3) 解剖显微镜：奥林巴斯 SZX7 系列。

(4) 微电极拉制仪：分为水平拉制仪和垂直拉制仪。水平拉制仪有 Sutter 公司 P-97 型(图 5-3A)等，垂直拉制仪有 Narishige 公司的 PC-10 型(图 5-3B)和 HEKA 公司的 PIP-5 型等。

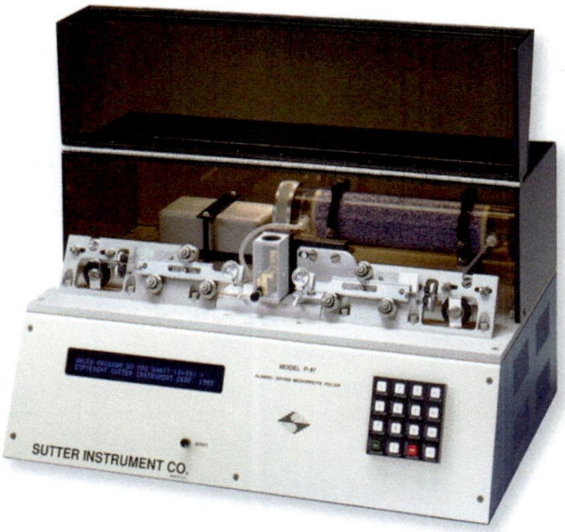

A

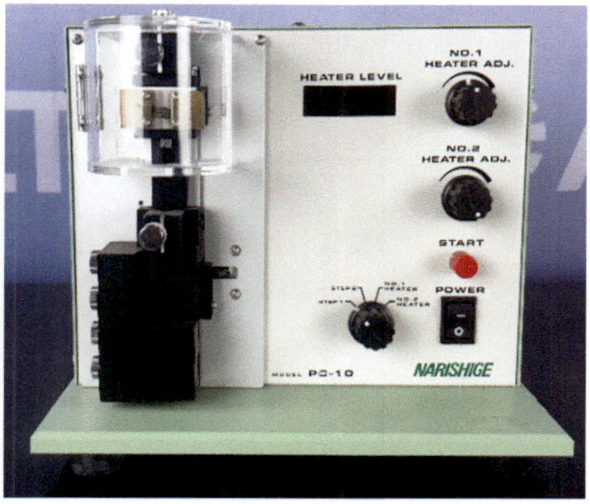

B

图 5-3　微电极拉制仪

A. 水平拉制仪(Sutter 公司，型号 P-97)；B.垂直拉制仪(Narishige 公司，型号 PC-10)

(5) 记录浴槽，小口径玻璃胶头滴管用于分离细胞。

2. 药物和试剂　木瓜蛋白酶(Sigma 公司)、牛血清白蛋白(BSA)、半胱氨酸(Sigma 公司)、Hank's 液、Ringer's 液。

3. 实验动物　大鼠和小鼠均可，小鼠建议选择 3～5 周次年龄段的细胞状态较好，本操作以 C57BL/6J 小鼠为例。

三、实验流程

1. 分离视网膜

(1) 处死小鼠后取其眼球，置于盛有 Ringer's 液的培养皿中[2]。

(2) 显微镜下用眼科剪沿角巩膜缘去除眼前节，取出晶状体、玻璃体，轻柔分离出视网膜，用镊子将残留于视网膜上的玻璃体去除[3]。以上操作在 Ringer's 液中进行，既能保证视网膜的活性，也能保护视网膜细胞形态完整。

2. 酶解液的配制

(1) 在 5ml 试管中按表 5-1 浓度比例配制酶解液(木瓜蛋白酶：BSA：半胱氨酸=20：1：1)。酶解液需要现配现用。

表 5-1　配制酶解液

成分	用量
木瓜蛋白酶	40mg
BSA	2mg
半胱氨酸	2mg
Hank's 液	4ml

(2) 将盛有溶液的试管放入 35.5～36.5℃水浴锅内 5min，充分溶解。

3. 酶解分离视网膜组织

(1) 用巴氏管吸取已分离的视网膜，将其加入酶解液并放入 35℃水浴锅中使其酶解，酶解时间取决于所需实验细胞种类，表 5-2 为本实验室依照经验总结的最佳酶解时间，可供参考。

表 5-2 最佳酶解时间

细胞种类	酶解时间(min)
光感受器细胞	15
双极细胞	20
神经节细胞	25

(2) 终止酶解：将试管取出，用巴氏管将管中的酶解液轻柔吸出弃之，再向管中加适量 Hank's 液，再将其吸出弃之以洗去酶解液，重复此操作 4 次以彻底终止酶解，最后加入适量 Ringer's 液[4]。

4. 机械吹打分离视网膜细胞

(1) 将小口径玻璃吸管伸入试管底部，吸入视网膜组织块，轻柔吹打至溶液呈悬浊液。细胞易脆，故次数不应超过 3 次，勿吹打出气泡。

(2) 用巴氏管取细胞悬浊液，加入浴槽，静置 5min 等细胞下沉至浴槽底部后，可进行记录，记录最佳时间为前 2h。

四、实 验 心 得

1. 注重视网膜细胞活性，预先向 Ringer's 液中充氧，解剖时间要短。

2. 尽量获得完整细胞，吸取视网膜时动作需轻柔，吹打细胞手法为关键步骤，可依次用口径由大到小的玻璃吸管进行吹打，勿将气泡打入溶液中，吹打须非常轻柔。

3. 酶解时间仅作为参考，可根据预实验情况，对酶的活性进行适当调节。

4. 未消化的视网膜可放置在 4℃的 Hank's 液保存，8h 内使用。

五、实 验 结 果

实验结果如图 5-4 所示。

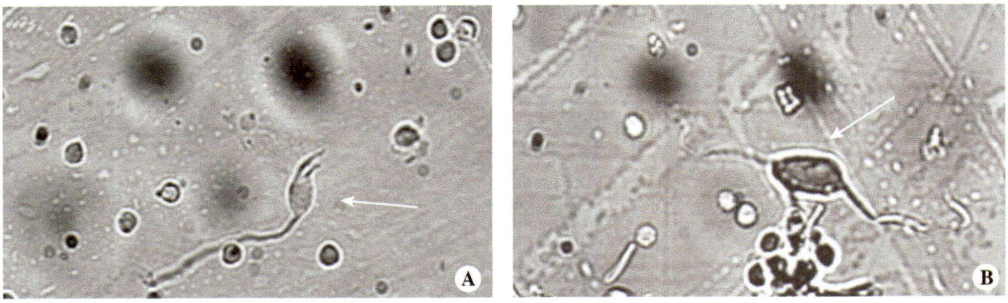

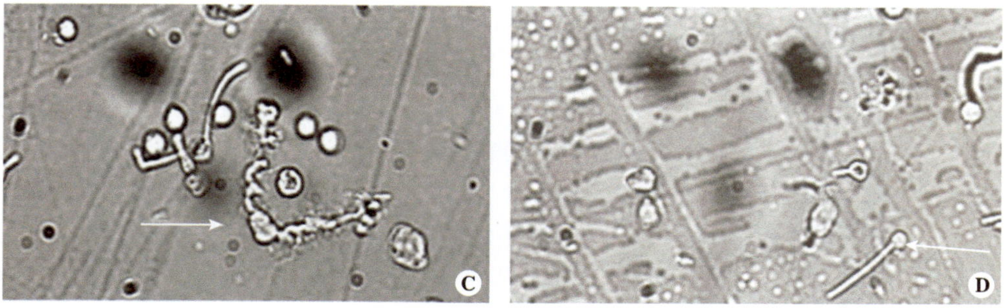

图 5-4 正置显微镜下的分离细胞(400×)

A～D. 箭头所指分别为双极细胞、神经节细胞、Müller 细胞和光感受器细胞

六、参考文献

[1] Kortuem K，Geiger LK，Levin LA. Differential susceptibility of retinal ganglion cells to reactive oxygen species[J]. Investigative ophthalmology & visual science，2000，41(10)：3176-3182.

[2] Hwang CK，Iuvone PM. Technical brief：a comparison of two methods of euthanasia on retinal dopamine levels[J]. Molecular vision，2013，19：1122-1124.

[3] Tikidji-Hamburyan A，Reinhard K，Seitter H，et al. Retinal output changes qualitatively with every change in ambient illuminance[J]. Nat Neurosci，2015，18(1)：66-74.

[4] Liu S，Wang MX，Mao CJ，et al. Expression and functions of ASIC1 in the zebrafish retina[J]. Biochem biophys Res Commun，2014，455(3-4)：353-357.

(沈雨濛)

第三节 视网膜薄片组织膜片钳

一、背景介绍

视网膜又称为外周脑，从起源来讲与中枢神经系统是相同的；从组织上来讲和脑类似，都是排列有序的结构，形成了复杂的神经细胞网络，具有初步的信息处理功能[1-3]。

不同于分离细胞的膜片钳，视网膜薄片组织膜片钳(slice patch clamp)尽可能保留了从光感受器细胞到神经节细胞的信息突触传递，对研究视网膜信号环路、视觉形成机制、恢复视觉损伤环路有重要作用。

二、实验前准备

1. 仪器设备耗材

(1) 膜片钳放大器及其配套的数模转换器(AD-DA 板)、采样处理软件。

(2) 灌流系统、浴槽、防震台、微操仪、加药装置。

(3) 解剖显微镜：奥林巴斯 SZX7 系列。

(4) 微电极拉制仪：同前述图 5-3。

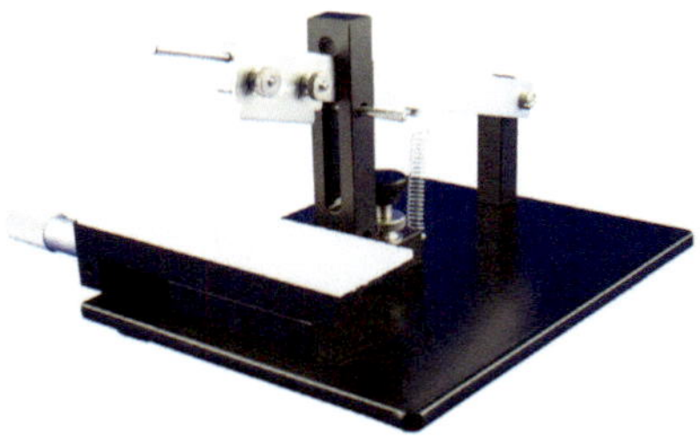

图 5-5 视网膜组织切片机

(5) 切片机：视网膜组织切片机(Stoelting公司)(图 5-5)。

(6) 其他：0.65μm 吸水和疏水滤纸(Millipore公司 DAWP 型)各一张、凡士林、浴槽等。

2. 药物和试剂 γ-氨基丁酸、细胞外液 Ringer's 液、细胞外液 Hank's 液、记录双极细胞电极内液，配制方法见附录一。

3. 实验动物 健康清洁级 4～6 周雄性小鼠，以 C57BL/6J 小鼠为例。

三、实验流程

1. 准备工作 检查浴槽是否平整(如果不平整将会影响到切片的效果)、将吸水滤纸剪成 0.5cm×0.5cm，用凡士林贴于浴槽一侧，另一侧涂两条凡士林条带，用于视网膜切片。准备擦镜纸、两把尖镊子、0.65μm 吸水和疏水滤纸各一张。

2. 选取 4～6 周龄雄性小鼠，分离完整视网膜。

3. 剥离的视网膜用疏水滤纸兜起，小心吸干视网膜周围的液体，反贴于白色吸水纸上，立即向浴槽中滴入充氧的低温细胞外液。

4. 切片 在低温和供氧的条件下，在切片槽内，用切片机切出宽 150～200μm 的视网膜切片。镜下用两把尖镊子在细胞外液中先把切片转移至浴槽的记录侧，翻转 90°后小心固定在两侧凡士林条带上，暴露从光感受器到神经节细胞的全层视网膜。

5. 薄片视网膜全细胞记录

(1) 将浴槽与灌流装置连接，室温下持续充氧，打开膜片钳系统。

(2) 细胞封接：调节微电极操纵器，将带有正压的玻璃微电极置于浴槽中。通过由膜片钳放大器输出到探头的去极化实验脉冲，可通过示波器或显示屏监测玻璃微电极的水下位置。靠近细胞时再次施加正压，以免细胞周围弄脏电极尖端，当电极尖端与细胞膜膜片垂直时改用负压吸引，以高阻封接形成细胞贴附式，然后再通过迅速的负压或放大器短时电脉冲(Zap)破膜的形式打破细胞膜，形成全细胞记录。

6. 给药方法

(1) 灌流系统给药：将药物加到细胞外液中，通过流动泵持续灌流视网膜切片。此方法给药浓度确定且持久，通道阻断剂和受体拮抗剂可用此方法。

(2) 局部压力给药：将药物灌入给药玻璃电极内，通过压力注射仪向细胞喷射给药。给药电极若制成多管电极，可施加多种药物或多个浓度。给药电极的位置和方向很重要。注意观察细胞外液流动方向和药物喷射方向，确保药物能到达记录的细胞中。

7. 膜片钳记录 先以左侧给药电极至组织上方，后用右侧的记录电极钳制细胞，找到合适位置给药刺激，电脑软件记录细胞相应反应。

四、实验心得

1. 切片注意事项　整个过程切勿将视网膜提出暴露于空气中。为保证细胞活性，需注意快速、低温和充氧。得到高质量切片的关键是听到非常清脆的刀片碰到玻片的“咔咔”声，说明样本离断。

2. 封接过程注意事项

(1) 全程保持电极尖端光滑，电极尖端内、外均需干净。

(2) 电极下水后，电阻 4～7MΩ 较合适。

(3) 给药电极与记录电极距离不能太近，防止喷射出的液流破坏已有的细胞封接。

3. 破膜过程注意事项　轻给细胞负压破膜，所给负压不需很大，但选择合适钳细胞的位置和突然的压力改变对破膜很重要。也可用放大器给予电流 Zap 的形式破膜。

4. 视网膜切片活性判断

(1) 视网膜结构：制作较好的视网膜切片，各层细胞排列整齐，无粘连。

(2) 镜下形态观察：细胞透亮，立体感强表明细胞状态好；若形态轮廓不清晰，细胞内有空泡，核可见，则表明细胞状态差或已经死亡。

五、实验结果

将 RGC 钳制在−60mV 时，通过局部压力给药的方式给予 100μmol/L 的 γ-氨基丁酸(GABA)后，可记录到快速的超极化电流(图 5-6)。

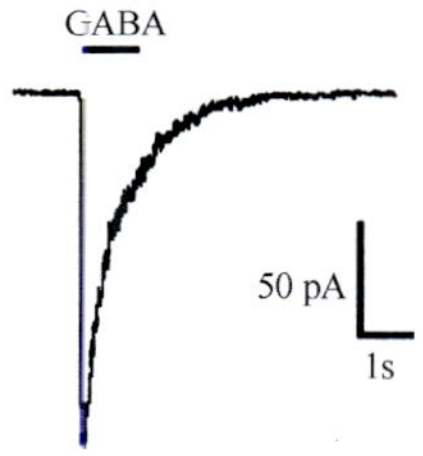

图 5-6　正常对照组小鼠视网膜 RGC 上记录到的 GABA 诱导电流
GABA 下滑线代表给药的起始时间点和结束时间点

六、参考文献

[1] 杨雄里，吴淼鑫. 视网膜[M]. 上海：上海医科大学出版社，1989.

[2] Rodieck RW. The Vertebrate Retina：Principlies of Structure and Function[M]. San Francisco：W. H. Freeman and Company，1973.

[3] Regus-Leidig H，Brandstätter JH. Structure and function of a complex sensory synapse[J]. Acta Physiol(Oxf)，2012，204(4)：479-486.

（罗　雪）

第四节　视网膜平铺片膜片钳

一、背景介绍

平铺视网膜也可行膜片钳记录。相较于切片膜片钳，其优势在于 RGC 记录。

由于 RGC 位于视网膜最内层，将视网膜铺片直接倒扣在滤纸上，使得神经节细胞朝上。该铺片方法很适合神经节细胞的膜片钳记录，能在维持视网膜突触连接结构的状态下记录，更接近生理状态。

本节主要介绍铺片的标本处理方法和膜片钳的准备工作。

二、实验前准备

1. 仪器设备耗材 载物玻璃皿、冰盒、显微剪、显微镊、凡士林、灌流槽、滤纸(Millipore 公司)等，如图 5-7 所示。

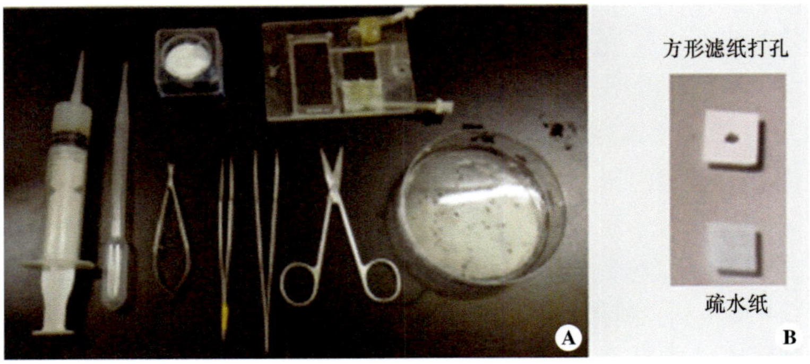

图 5-7 实验准备器材

2. 药物和试剂 Hank's 液、凡士林、细胞外液等。

3. 实验动物 健康清洁级 3～6 周雄性小鼠，以 C57BL/6J 小鼠为例。

三、实 验 流 程

1. 制备承载视网膜的滤纸。滤纸中的蓝色隔层纸为疏水性，可用于视网膜分离后转移，剪取 5mm×5mm 备用；白纸为吸水滤纸，剪取 8mm×8mm 备用，准备后续实验中放置视网膜平铺片。

白纸中间用镊子制作一个直径约为 1mm 的圆孔(图 5-7B)，该孔可让正置显微镜的光线通过，孔不宜太大，能透光即可。

2. 全程在解剖皿内倒入适量充氧的 4℃低温 Hank's 液。为维持细胞活性，解剖过程须在冰上进行。

3. 用适量凡士林在灌流槽的载物皿中央涂一个 5mm×5mm “口”形，用于后续黏附带孔的滤纸。

4. 选取 3～6 周龄雄性小鼠，经麻醉后取出眼球，并置于预冷的 Hank's 液中。沿角巩膜缘将眼球剪成两半，用镊子去除晶状体，将色素上皮与视网膜分离开，将视网膜剪成浅碗口状，去除玻璃体[1]。

5. 同前述准备视网膜组织切片类似，将视网膜碗口朝下(此时光感受器细胞层在最外面)，用蓝色疏水纸托着视网膜缓慢拿出水面，用吸水纸小心吸干视网膜周围附着的水分。将蓝色疏水纸倒扣在已经黏在玻璃浴槽上的白色滤纸，用镊子轻压蓝纸四周。再沿水平方向小心移走上方的蓝色疏水纸，可见视网膜平铺在滤纸上，光感受器朝下，神经节细胞层朝上[2]。

6. 巴氏管吸取细胞外液(灌流液)加入灌流槽，将灌流槽固定到显微镜载物台，接上灌流充氧系统和参考电极。调试放大器、计算机、防震台等仪器，须测试确保各种仪器能正常使用。

7. 选择合适的记录细胞　在显微镜下选择较平坦的视网膜区域，利用电极尖端轻挑开玻璃体后界膜，可清楚见到神经节细胞体排列致密。

8. 膜片钳记录　用右侧的记录电极钳制细胞，左侧给药电极深入相应深度，找到合适的位置给药，用“whole-cell”模式记录膜片钳电反应。

四、实验心得

1. 视网膜平铺黏附在滤纸上，滤纸能平伏黏在浴槽的玻片上非常重要，对实验成败有关键性的影响。

2. 剪裁过程注意保持滤纸干净整洁，以免影响视网膜的吸附，而被液体冲走。

3. 如果凡士林量多，在挤压后会污染白纸而影响视网膜黏附，量少则会引起实验过程中白纸松动漂浮，应把握好度。

4. 动作要轻柔，尽量避免器械损伤视网膜各层细胞。

5. 贴片前一定要将水分吸干净，注意滤纸不要碰到视网膜。吸水可让视网膜黏附紧密，防止视网膜和滤纸在后续溶液中漂起。

6. 加细胞外液时勿从视网膜上方直接滴入，否则会冲走视网膜。

五、参考文献

[1] Huang L，Balsara RD，Castellino FJ. Synthetic conantokin peptides potently inhibit *N*-methyl-D-aspartate receptor-mediated currents of retinal ganglion cells[J]. J Neurosci Res，2014，92(12)：1767-1774.

[2] Cloherty SL，Wong RC，Hadjinicolaou AE，et al. Epiretinal electrical stimulation and the inner limiting membrane in rat retina[J]. Conf Proc IEEE Eng Med Biol Soc，2012，2012：2989-2992.

(胡单萍)

第六章　眼科研究特定注射技术

第一节　玻璃体腔注射

一、背景介绍

玻璃体腔注射是将药物直接注射到玻璃体腔的一种给药方法。治疗眼后节的新型眼科药物几乎都是通过玻璃体腔注射的方式给药。和人眼相比，小鼠眼球的玻璃体腔很狭小，因此小鼠的玻璃体腔注射具有一定的技术难度。此方法在第三章第二节中有所提及，本节我们将着重讨论玻璃体腔注射的具体操作细节。

二、实验前准备

1. 仪器设备耗材　微量注射器(Hamilton 公司)、32G 针头（胰岛素诺和针）等。

2. 药物和试剂　PBS、10%水合氯醛、0.5%活力碘、丁卡因滴眼液、左氧氟沙星眼膏等。

3. 实验动物　以 C57BL/6J 小鼠为例。

三、实验流程

1. 实验前准备

(1) 用 70%乙醇溶液冲洗微量注射器及针头 3～5 次；再用 PBS 冲洗 3～5 次。

(2) 将针头安装在微量注射器上，并检验气密性是否良好。

(3) 吸取需要注射的药物。

2. 按 500mg/kg 的剂量腹腔注射 10%水合氯醛，用棉签蘸取 0.5%活力碘消毒眼表，滴加丁卡因滴眼液于角膜上。

3. 在显微镜下，用左手食指和拇指将小鼠眼睑撑开，充分暴露小鼠眼球，于小鼠眼球角巩膜缘后 1mm 左右进针，针尖朝向视神经的方向(以避免损伤晶状体)，将药物缓慢注入左眼玻璃体腔内(图 6-1 和图 6-2)。保持针头不动至少 1min，使注入的药物在玻璃体腔充分扩散，以免退针时液体外漏。

4. 沿进针方向轻柔退出针头，术后眼局部使用左氧氟沙星眼膏。

5. 将小鼠术眼朝上放在电热垫上复苏后放回鼠笼。

四、实验心得

1. 玻璃体腔注射过程中需一直保证小鼠位置固定，否则容易造成玻璃体腔出血或损伤小鼠晶状体。

2. 若注射过程中发生玻璃体腔出血或损伤小鼠晶状体，应将该结果剔除，不再进行后续实验。

3. 在修剪诺和针头时需注意防止被塑料外壳弹伤。

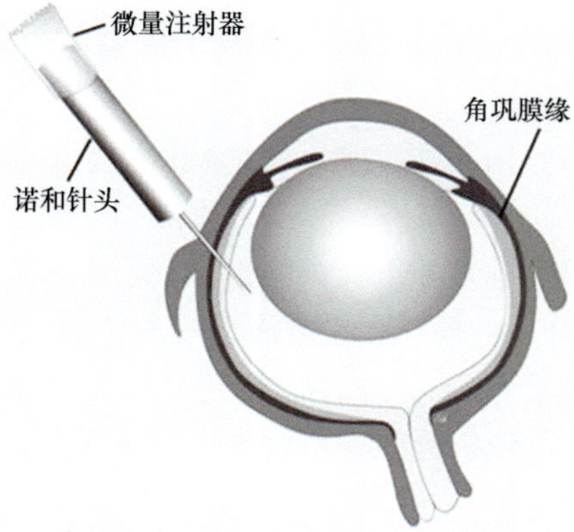

图 6-1　玻璃体腔注射示意

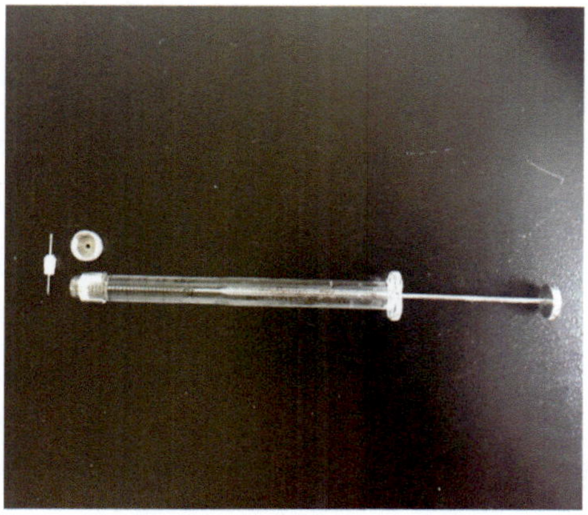

图 6-2　修剪过的诺和针头和微量注射器

4. 因为诺和针头锋利，所以我们采取的是玻璃体腔一步法注射。玻璃体腔注射也可采用二步法，即先用针头做角膜穿刺口，再换平头针做药物注射，先做穿刺口的目的是防止针头过钝造成眼球穿破瞬间的眼压发生极大变化，从而导致的视网膜爆破损伤。因为崭新的诺和针头足够锋利，故所采用的玻璃体腔注射是一步法注射。

(沈雨濛)

第二节　视网膜下腔注射

一、背 景 介 绍

视网膜是基因治疗的理想靶点，利用病毒或非病毒载体基因治疗视网膜色素上皮(RPE)异常导致的视网膜疾病，为许多遗传性致盲性眼病带来新的希望。玻璃体腔注射主要针对的是视网膜内层，针对位于视网膜外侧的 RPE 细胞层，首选视网膜下腔注射的方法，可将载体直接送到 RPE 细胞层。

在动物实验中，小鼠视网膜下腔注射是眼部基因治疗研究中常用的技术。通过对前述的小鼠玻璃体腔注射方法进行改进，可获得易操作可重复的小鼠视网膜下腔注射技术[1]。

二、实验前准备

1. 仪器设备耗材　微量注射器(Hamilton 公司)、30G 和 33G 针头(胰岛素诺和针)等。

2. 药物和试剂　PBS、水合氯醛、0.5%活力碘、眼表麻醉滴眼液、丁卡因滴眼液、复方托吡卡胺滴眼液、抗生素滴眼液、甲基纤维素眼用凝胶。

3. 实验动物 C57BL/6J 小鼠。

三、实验流程

1. 准备注射装备 注射器用环氧乙烷灭菌后，预装病毒载体。

2. 麻醉 500mg/kg 的剂量腹腔注射 10%水合氯醛。用 0.5%活力碘消毒眼表，滴丁卡因滴眼液于小鼠角膜。

3. 术前用药 术前 30min 点复方托吡卡胺滴眼液扩瞳。术前 12h 抗生素滴眼液滴眼，共 3 次。

4. 术中保湿 涂抹甲基纤维素眼用凝胶用于角膜上保持眼表湿润。

5. 调整固定小鼠头位 眼表滴 2.5%羟丙基甲基纤维素溶液形成透镜效应，可以在解剖显微镜下观察眼底。

6. 注射位置的选择 在解剖显微镜下，手轻扒开眼睑，使眼球充分暴露，选 30G 诺和针头，在上方角膜缘扎一个小口。

7. 进针 用连接注射器的 33G 针头，针尖垂直进入，随后向视神经方向倾斜，成 45° 进针(图 6-3)[1]。因为小鼠的晶状体呈球形，倾斜角度过小会损伤晶状体。

8. 注射 到达视网膜下后，感到轻微的阻力，由助手缓慢推注病毒，推注完毕后留针 1min，轻柔且迅速地退针。

9. 在解剖显微镜下观察，视网膜有局部隆起，无视网膜出血，视为注射成功。随后闭合眼睑，术眼涂抗生素眼膏。

10. 术眼朝上，将小鼠放在电热垫上复苏后放回鼠笼。

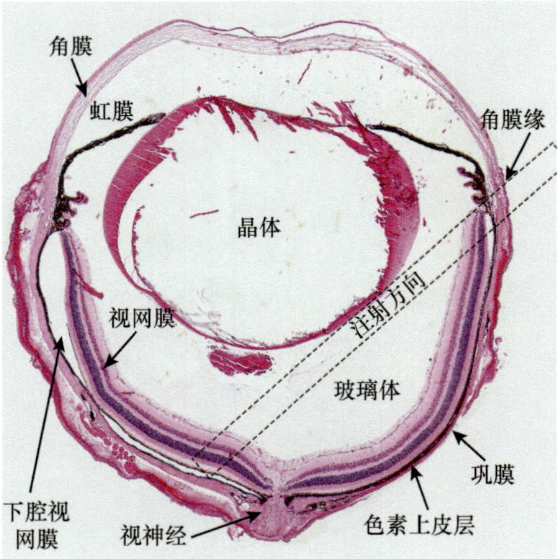

图 6-3 小鼠视网膜下腔注射[1]

四、注意事项

1. 小鼠晶状体对条件很敏感，温度变化、麻醉药物、眼压及眼表干燥等都会导致小鼠晶状体浑浊，使实验失败。

2. 针尖到达视网膜下的阻力感是视网膜下腔注射成功的关键，需要多加练习。

3. 注射点要选择眼球的上方或下方。如注射部位选在颞侧或鼻侧，不利于眼睑闭合后遮蔽穿刺口。

五、参考文献

[1] Park SW，Kim JH，Park WJ，et al. Limbal Approach-Subretinal Injection of Viral Vectors for Gene Therapy in Mice Retinal Pigment Epithelium[J]. J Vis Exp，2015，(102)：e53030.

(陈媛媛)

第三节　逆行标记视网膜神经节细胞

一、背景介绍

逆行标记视网膜神经节细胞（RGC）技术，是将荧光或酶联染液注射到 RGC 轴突上或所投射的上一级中枢神经核团内，如上丘或外侧膝状体。染料通过 RGC 轴突内的逆行轴质运输，使 RGC 染色。

逆行标记 RGC 可直接反映 RGC 细胞数目的变化，间接反应 RGC 的功能情况。

二、实验前准备

1. 仪器设备耗材　脑立体定位仪（瑞沃德公司）、小鼠适配器（瑞沃德公司）、微量注射器(Hamilton 公司)、剃毛刀、滤纸、医用棉球、玻璃电极、颅骨电钻等。

2. 药物和试剂　实验用病毒或荧光金(Fluoro-Gold，Fluorochrome Inc.，Denver，CO)、红霉素眼膏、消毒酒精、生理盐水、水合氯醛。

3. 实验动物　以 C57BL/6J 小鼠为例。

三、实验流程

1. 小鼠麻醉　按 0.1ml/10g 的剂量腹腔注射 5%水合氯醛，麻醉小鼠。

2. 固定小鼠

(1) 将小鼠两耳耳缘到双眼的毛发用剃毛刀剃去。先用酒精棉球将剃毛区消毒，再用医用棉球擦拭干净。

(2) 固定前将小鼠适配器调平（图 6-4），两边 Y 轴高度均调至 15mm。将小鼠抬起，先固定一侧头部，耳杆固定在耳道前方小凹处(距水平横坐标 0.4 小格位置)，再固定另一侧，左、右坐标距零点的位置相近。小角度轻轻翻转小鼠，使小鼠左右固定不动即可。

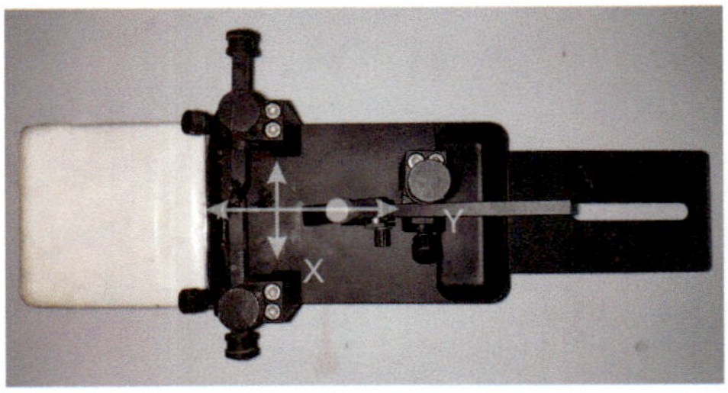

A

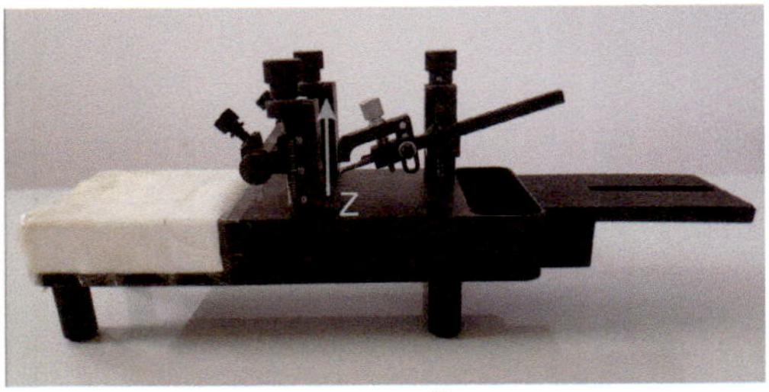

B

图 6-4 小鼠适配器

(3) 用镊子轻轻将小鼠嘴巴张开，将上方门牙放入固定用牙槽内。暴露鼻子，让小鼠顺畅呼吸，夹紧鼻夹以固定头部。

(4) 用剪刀沿头顶正中线剪开皮肤，夹取干净的滤纸拭去颅骨外部的筋膜。用生理盐水将暴露的颅骨清洗后，再次用医用棉球擦拭干净。将红霉素眼膏涂于小鼠双眼以保护眼球。

(5) 将载有动物的固定架放至操作台上，用螺钉将固定架固定在操作台上。

3. 定位

(1) 镜下找到小鼠颅骨前、后囟，边下电极边调节视野，将电极尖端放在前囟的交点处，微调归零。抬起电极，将电极移至后囟位置 *Y* 轴坐标 4.2～4.3mm。将电极尖端放在后囟上，*Z* 轴坐标偏差不超过±0.03mm。若超出范围需调整鼻夹位置。

(2) 将电极再次移回至前囟的位置(即 0 点)。左或右旁开 2.3mm，电极尖端贴颅骨表面，记录 *Z* 轴位置。在对侧同样位点记录该点的 *Z* 轴坐标值，调整 *Z* 值偏差不超过±0.03mm，若超出范围需调整头夹。

4. 注入荧光金 4%荧光金，单次注射 1μl，注射模式见图 6-5。

(1) 调平：将电极归至前囟零点，抬起电极，将暴露的颅骨再次擦拭干净。快速排出电极中的气泡，电极尖端用蘸有生理盐水的棉球轻轻擦拭。在小鼠头部垫一张纸巾，吸取 1μl 荧光金，速度调为最大的 999nl/min，快速吸取定量荧光金溶液(为防止 *Z* 轴变化可将电极再次放在前囟的位置，重定 *Z* 轴，视情况操作此步骤)。再排出 50 nl 渗液(推注模式)，速度为 500 nl/min 即可。用湿棉球轻擦去电极尖端排出的液体。

(2) 药物注射：用电钻钻孔后，暴露脑组织。将电极下至相应 *Z* 轴深度(具体值根据位点而定)。10min 内推出染料（如为 200nl 染料，速度可调为 20nl/min），再等待 10min 后取下针头，将针头放入专用瓶中，注意防护。

(3) 复苏：缝合小鼠头部，放在电热毯上，等小鼠苏醒后移入鼠房。

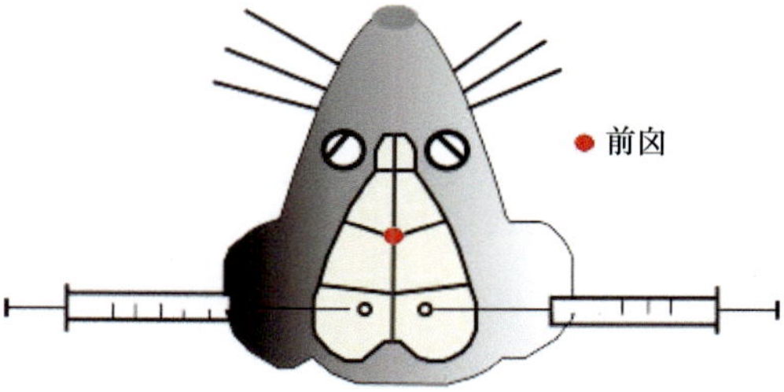

图 6-5　齿状回注射模式图

四、实验心得

1. 固定头颅需定位精准。
2. 齿状回(DG 区)位点：$X=\pm1.10$，$Y=\pm1.70$，$Z=-1.9$。
3. 控制钻孔速度，速度过快、温度过高会导致脑组织损伤。
4. 严格无菌操作以防感染。

(罗　雪)

第七章　科研软件使用技术

第一节　文 献 管 理

在科学研究的过程中，大量文献需要整理、阅读、分析、归纳，合适的文献管理工具是非常必要的。常用的软件有 ReadCube、Reference manager 等。ReadCube 界面简洁美观，有功能强大的扩展功能，引用和被引用过的文章都能方便地编辑和查询。

在文章的撰写过程中，我们经常需在 Word 文稿里插入引用文献，再根据发表格式整理参考文献。手动插入、整理文献耗时耗力，并且顺序更改困难。使用 EndNote 和 Note express 软件可进行引用文献插入，同时也可作为管理文献库的工具，便于对文献整理查看。

本章将着重介绍 ReadCube 和 EndNote 软件的主要功能。

一、ReadCube

1. 背景介绍　ReadCube 是一款具有强大 PDF 阅读和文献管理功能的软件，可链接下载 PubMed 和 Google Scholar 的文献，能列出文献的参考文献和文献引用次数，也可从本地磁盘导入现有 PDF 文件。

下载的文献可以根据需要，创建分类列表、添加注释。需要说明的是此软件的全文下载是有权限的。ReadCube 特别适合拥有海量数据库的访问和下载权限的科研人员。

软件下载网址：https：//www. readcube. com/

2. 操作步骤

(1) 文献搜索与下载：关于 Google Scholar 或 PubMed 搜索功能，通过单击左侧面板顶部的“Search”，可选择搜索位置：google scholar、pubmed，切换顶部的选择项可在不同的搜索页面中切换浏览(图 7-1)。

在右侧面板中，单击“Download”从网上资源库下载后，PDF 文件和题录信息会自动添加到选择的数据库中(图 7-2)。

(2) 文献导入

1) 方法一：通过选择左侧列表面板中存储的数据库“library”，单击“import”(导入)，在弹出的窗口中选择要导入文件的路径导入文献(图 7-3)。

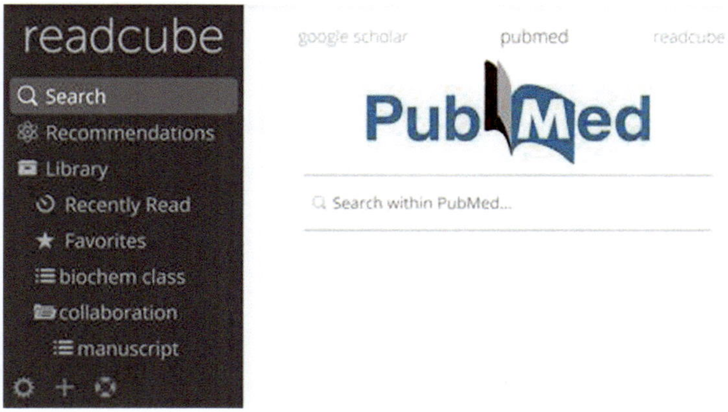

图 7-1 ReadCube 文献搜索界面

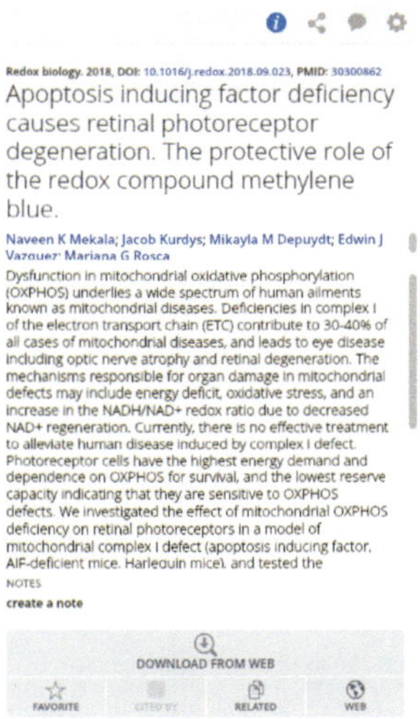

图 7-2 文献下载

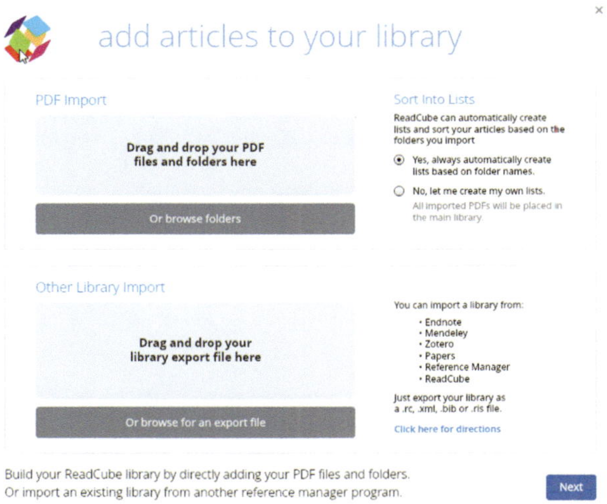

图 7-3 文献导入方法一

2) 方法二：通过拖拽的方式将文件或文件夹添加到程序窗口内完成导入(图 7-4)。

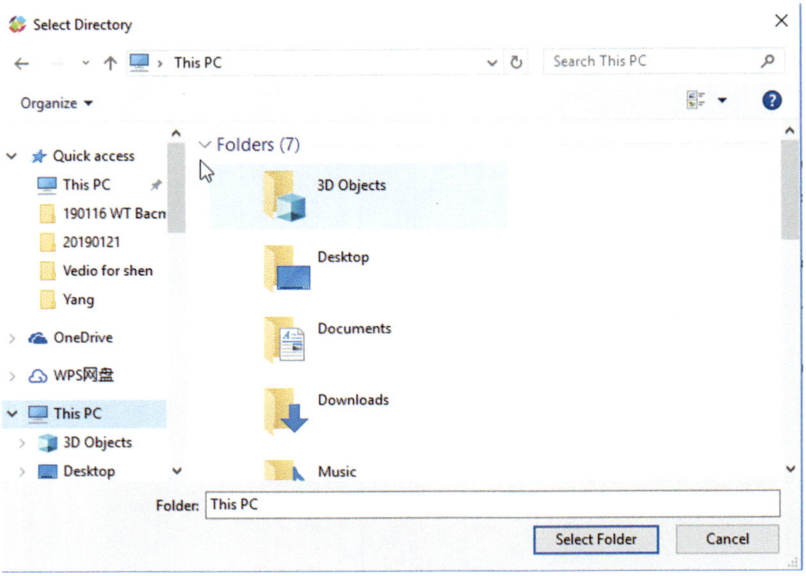

图 7-4 文献导入方法二

(3) 文献排列：所有文献都会自动索引并且按照文件夹名称进行排列。

(4) 标记文献：可对喜欢的文献按重要程度添加星标；如点击上方的垃圾箱按钮，也可删除该文献(图 7-5)。

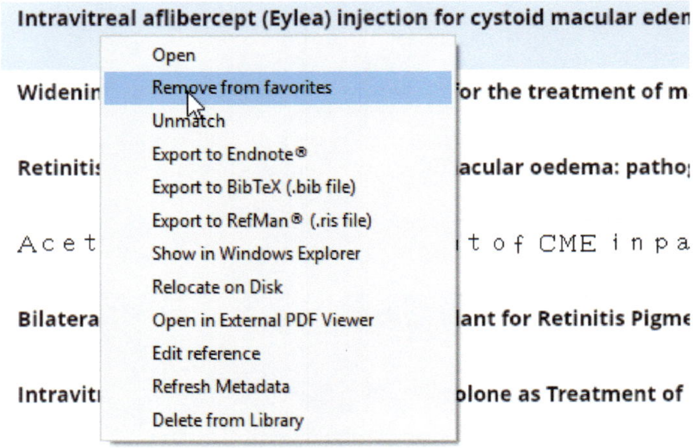

图 7-5 标记文献

(5) 文献阅读

1) 在文献库双击即可打开文件，或单击文件后再点击“Read”(图 7-6)。

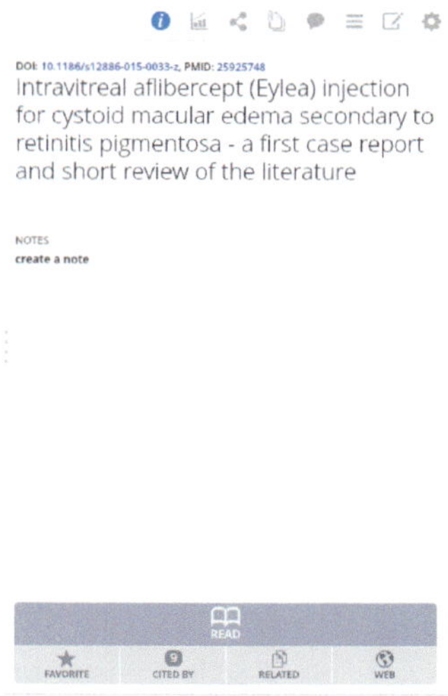

图 7-6 打开阅读文献

2) 在文中的任意位置通过选择文本即可标记并添加注释，注释附有创建的具体时间，便于后期查找。删除某注释时，单击被标记的文本，点击新出现的弹窗内右下角的“Delete”(图 7-7、图 7-8)。

3. 操作心得

(1) 下载一两篇文献时可直接使用 ReadCube 的搜索功能，但是大量搜索下载文献时，建议先从网页下载得到 PDF 格式文献，再导入 ReadCube，效率更高。

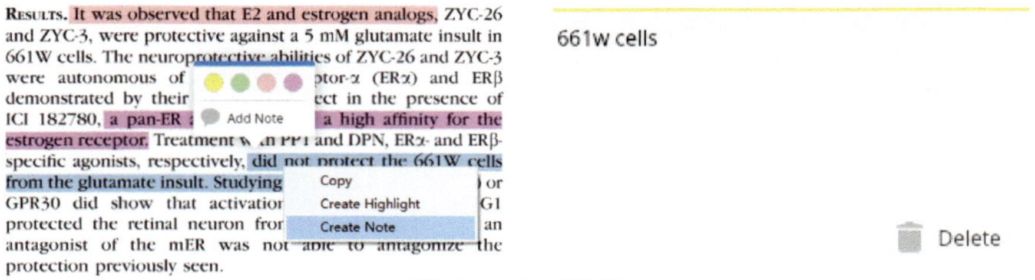

图 7-7 文献注释

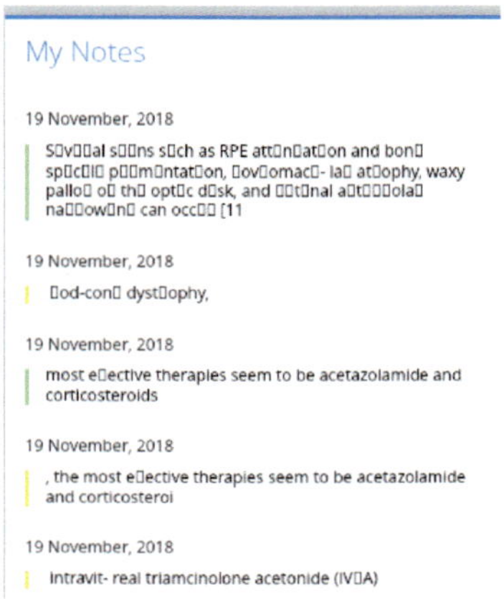

图 7-8 查看文献注释

(2) 推荐文献阅读：此软件的“Recommendations”(推荐功能)会根据文献库里的文献，自动在各大数据库检索到最新的相关文献。同时可以设置文献发表时间为最近 1 周、1 个月、2 个月等(图 7-9)。

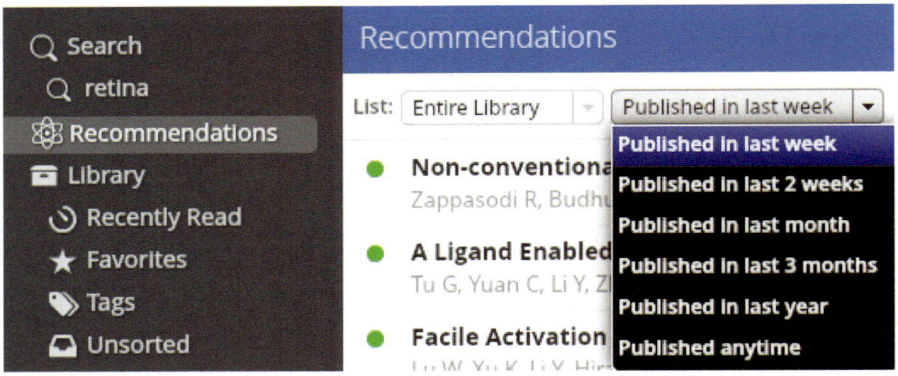

图 7-9　文献推荐

(赵青青)

二、EndNote

1. 背景介绍　EndNote 是整合检索、分析、管理、写作、投稿等流程，应用于研究、管理、写作和发表的高效科研工具。EndNote 可帮助创建个人文献图书馆，能够检索联机数据库和图书馆，并从中快速导入所需文件至个人文献图书馆。利用创建分组、记录去重、文献排序、信息分析、阅读笔记、查找全文等多种功能，可按照个人需要高效组织及管理不同来源的中英文文献和相关文件，随时编辑，快速更新。同时，EndNote 能将文献图书馆的信息资源与工作小组成员共享。

EndNote 使用最多的功能是在撰写论文时，帮助使用者迅速找到相关文献、图片、表格等，并将其自动插入到论文相应的引用位置，同时可按照投稿期刊的要求将文中及文后的参考文献格式化。

软件下载网址：https：//EndNote. com/

2. 操作步骤

(1) 建库与文献导入

1) 建库：打开“File”，点击“New”，创建一个新的文献库“My EndNote Library”文件夹，也可重命名，并新建组别(Create Group)，如图 7-10 所示。

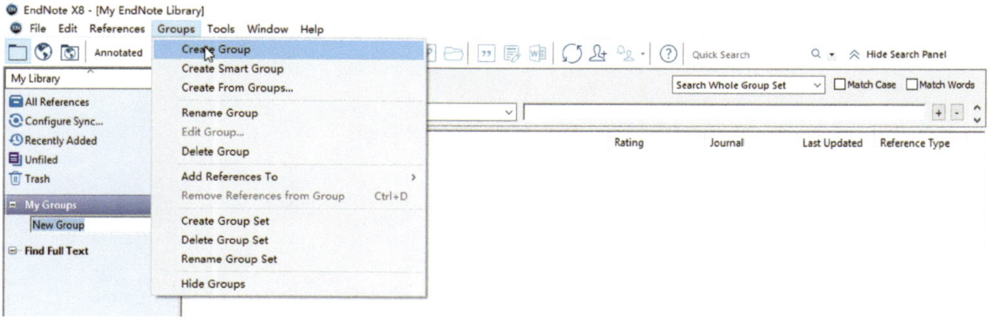

图 7-10　新建文献库

2) 拷贝需要入库的文献(PDF)至一个特定的文件夹，并复制其 PMID 号码到粘贴板(图 7-11)。

PMID:27888566　　　DOI: 10.1002/cbln.10709

[Indexed for MEDLINE]

图 7-11　PMID

3)点击“Tools(工具)→ Online Search(在线搜索)”，选择 PubMed(NLM)，可连接到 PubMed(图 7-12)，然后在搜索选项里选择 PMID，将 PMID 粘贴在输入栏里，点击“Search”，出现图 7-13 界面。

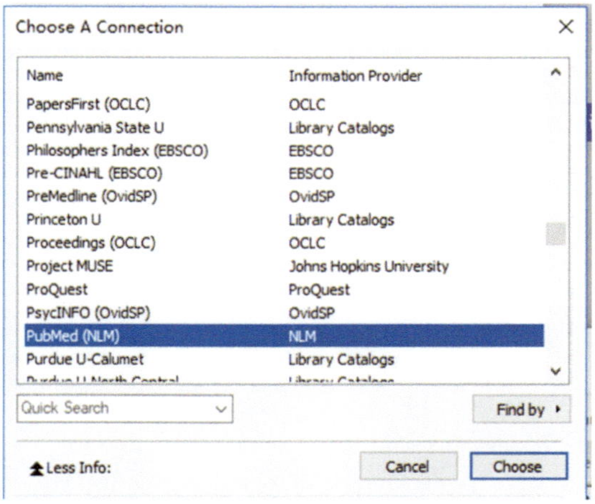

图 7-12　Online Search 选择 PubMed(NLM)

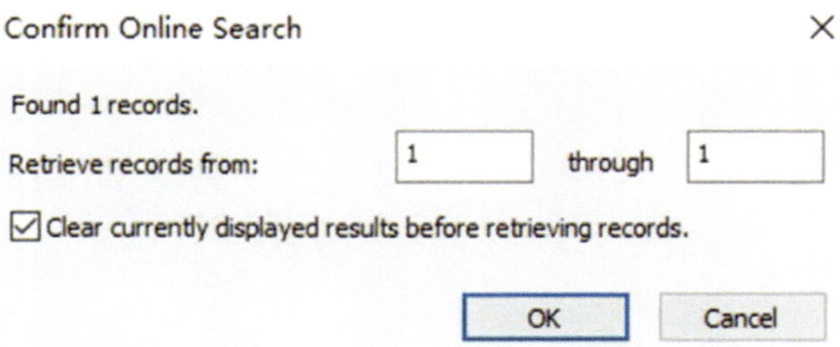

图 7-13　利用 PMID 搜索结果

4) 将文件夹里的文献重命名为“Preview”项下“Title”(图 7-14)。

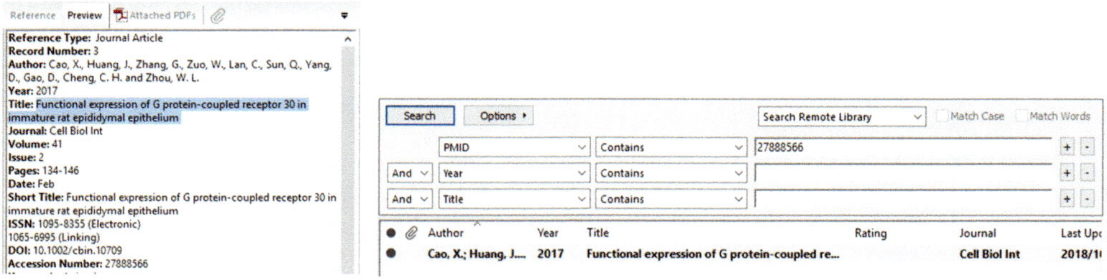

图 7-14　重命名

5) 选中搜索到的文献，右键点击“File Attachments → Attach File”，选择 PDF 文件所在的路径，可将 EndNote 文献与 PDF 文献连接起来(图 7-15)。

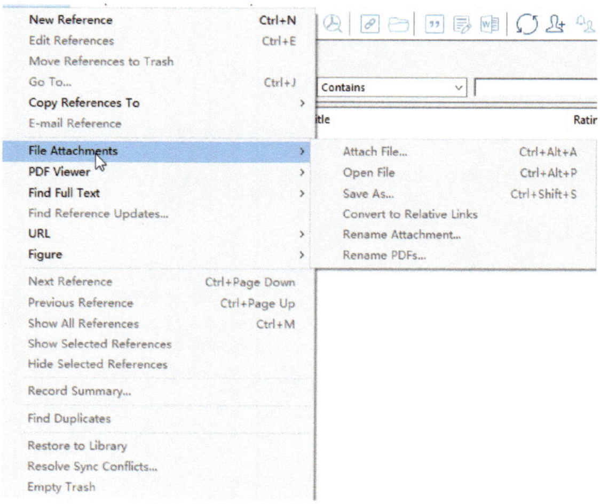

图 7-15　EndNote 文献与 PDF 文献连接

6) 将 EndNote 文献归入其相应“Custom Groups”中的自定义组，以便后续管理。

(2) 插入参考文献

1) 获取参考文献格式：搜索杂志官网确定所需要的参考文献格式，并点击“Edit→Output Styles →Open Style Manager”，选择参考文献格式(图 7-16)。点击“Bibliography→Templates”，显示参考文献，右键可对其进行编辑，如在 Journal Article 后选择“Accession Number”并输入“PMID”可对参考文献添加“PMID”(图 7-17)。

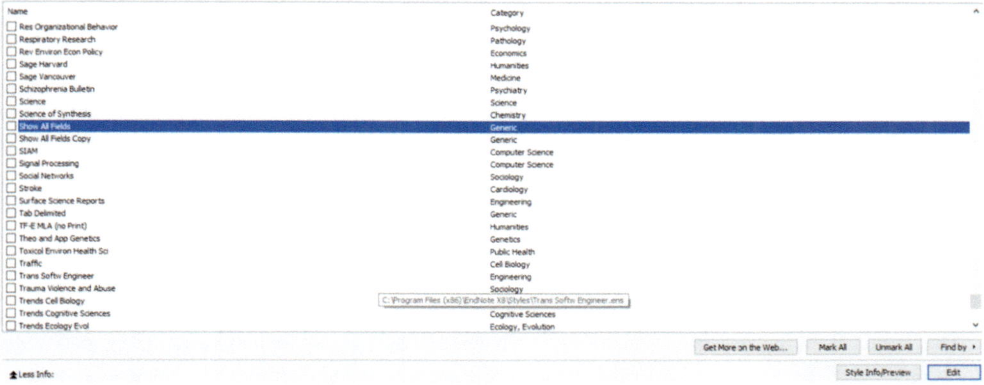

图 7-16 选择参考文献格式

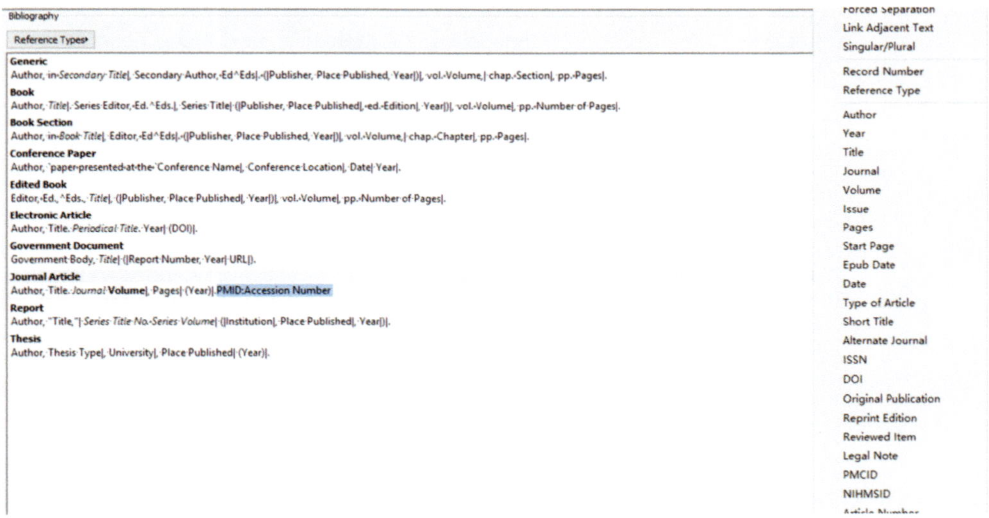

图 7-17 对参考文献添加 PMID

2) 打开 Word 文档，定位到需要引用的参考文献位置后，回到 EndNote 主界面，选中需要插入到该位置的文献(图 7-18)。

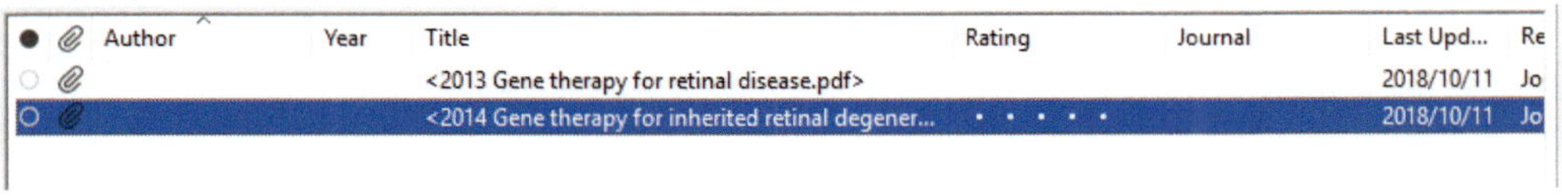

图 7-18 选中需插入的参考文献

3) 在 Word 中，点击“工具”中“EndNote→Insert Selected Citation(s)”，即可把需要的参考文献插入到指定位置，同时在论文末尾可标列出相关引文信息(图 7-19、图 7-20)。

Despite great potential, gene therapy for IRD raises many questions, including the potential for less invasive intravitreal versus subretinal delivery, efficacy, safety, and longevity of response, as well as acceptance of novel study endpoints by regulatory bodies, patients, clinicians, and payers.

图 7-19 插入参考文献前的 Word 文档

Despite great potential, gene therapy for IRD raises many questions, including the potential for less invasive intravitreal versus subretinal delivery, efficacy, safety, and longevity of response, as well as acceptance of novel study endpoints by regulatory bodies, patients, clinicians, and payers. （Moore NA，2017）

Moore N A, Morral N, Ciulla T A, et al. Gene therapy for inherited retinal and optic nerve degenerations[J]. Expert Opinion on Biological Therapy, 2018, 18(1):37.

图 7-20 插入参考文献后的文档

3. 操作心得

(1) 利用 PMID 进行参考文献搜索时，能精准且快速地得到想要的文章。可同时输入 5 个 PMID 进行搜索，用 OR 连接搜索框，可同时下载 5 篇文献或更多。

(2) 确定插入的参考文献格式，若选项框里已知，可直接应用，否则需要自行编辑，应注意编辑格式时，选定正确的条目插入位置。

第二节 科研作图

科研图表是研究结果一种直观的显示方式，在撰写科学论文时离不开各种图表的绘制。精美生动的图因其形象的表述方式，让读者更容易理解。掌握各种制图软件可制作出具有代表性的高质量配图。为了突出重点，对原始图片的加工必不可少，Photoshop 常被用来加工从不同波长发射光获取的彩色图；CorelDRAW 软件可用来制作高质量的原创实验模式图。对实验科研数据进行统计处理，并让数据转化成可发表的图表离不开数据处理软件(如 Graphpad 软件)。以下介绍几种常用的科研图表处理软件。

一、Photoshop

1. 背景介绍 Photoshop(PS)是由美国 Adobe 公司发行的图像处理软件[1-3]。PS 主要用于处理位图，即以像素构成的数字图像，可对图像进行编辑、合成、校色、调色和功能色效制作等[1]。在科研工作中常见的应用有进行组图、制作比例尺、免疫组化的荧光强度测量、通道调整等[2]，为科研工作者提供了方便快捷的图像处理方式。本文主要介绍如何利用 PS 对图片进行处理。

软件下载网址：https://www. adobe. com/cn/products/photoshop. html

2. 操作步骤　生物相机的分辨率高，采用 cool CCD 的技术拍出黑白图像，可以按需要添加伪彩，观察荧光共表达[3]。下面对此过程进行简单介绍。

(1) 在电脑上打开 PS 软件(图 7-21)。选择“窗口”，勾选“调整”“图层”，打开右侧任务窗口(图 7-22)。

(2) 在 PS 界面中打开荧光显微镜下拍的图片蓝色荧光通道，添加伪彩图片(图 7-23)。

(3) 打开同一视野下拍的红色荧光通道图片，点击“图像→模式→RGB 颜色”(图 7-24)。设置前景色为白色，背景色为黑色，以便处理。其后在图层窗口中选择“通道→红”，快捷键“Ctrl+Delete”删除通道；选择“绿”，快捷键“Ctrl+Delete”删除通道，只留下蓝色通道(图 7-25)。

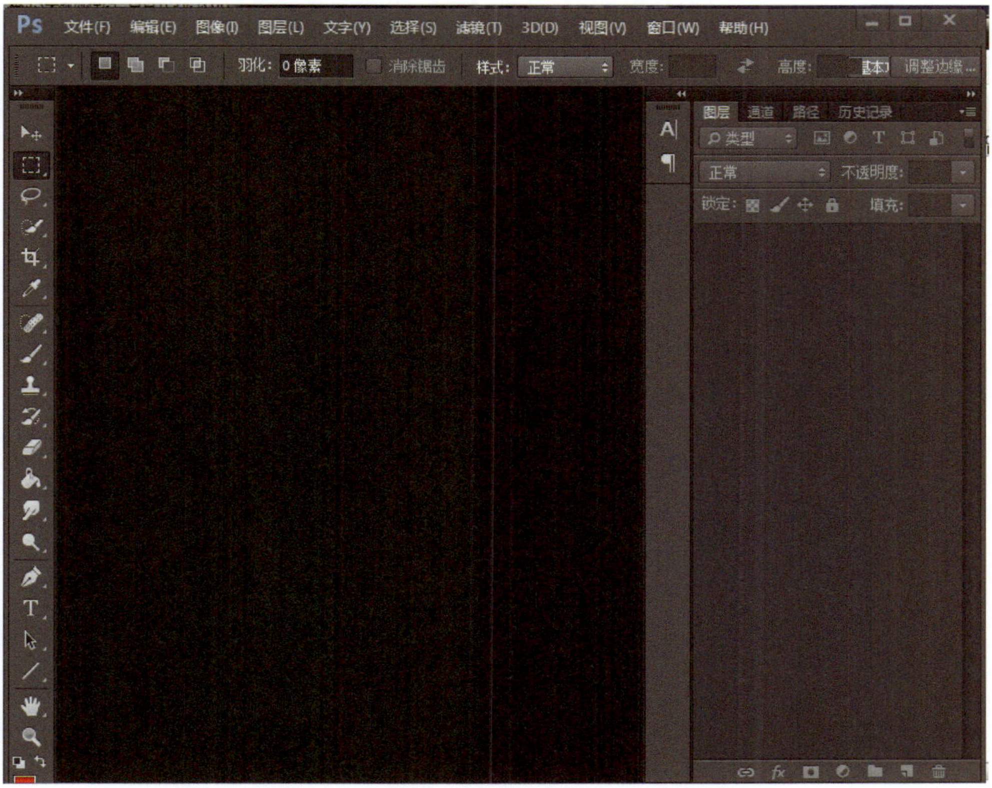

图 7-21　PS 打开界面

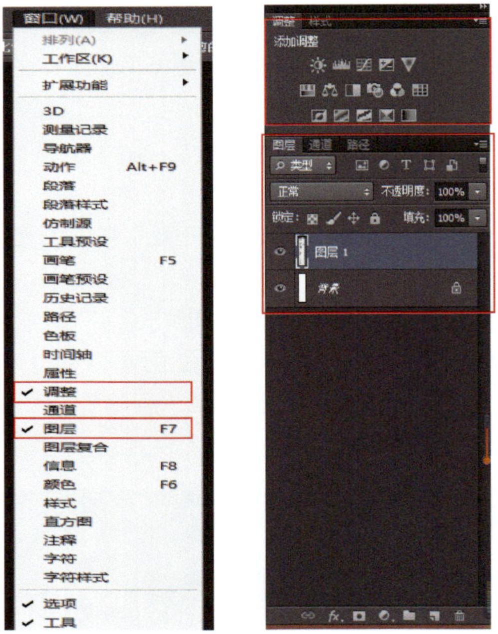

图 7-22　窗口设置

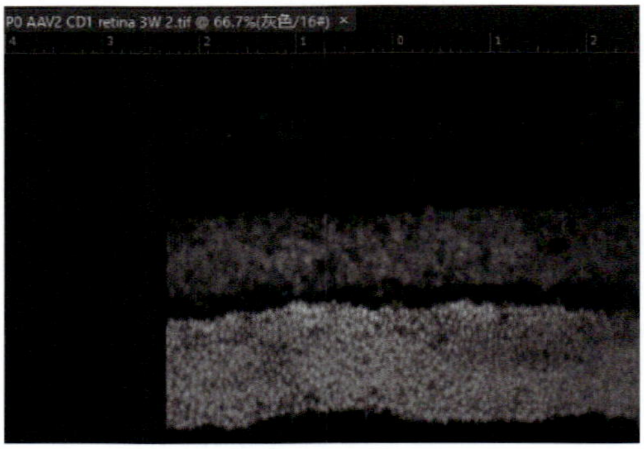

图 7-23　打开图片

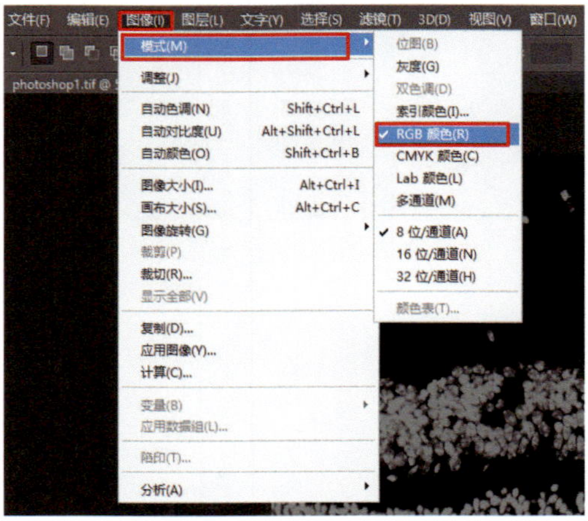

图 7-24　更改颜色模式

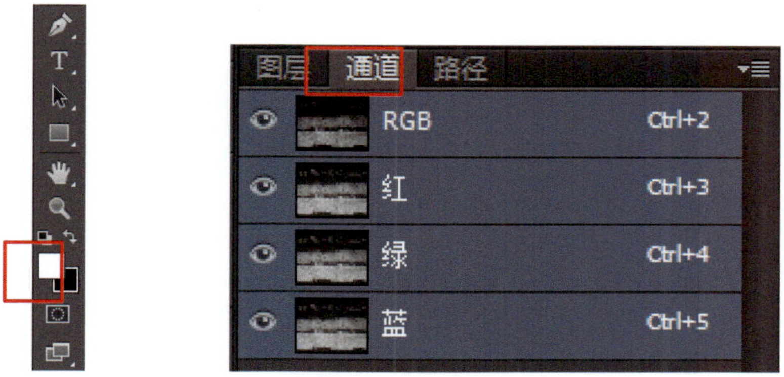

图 7-25 删除通道

(4) 用“调整窗口”工具调整颜色属性(图 7-26)，根据需要进行亮度、对比度的调整。调整完成之后选择所有图层，点击右键选择“合并可见图层”(图 7-27)，即可完成一张图的颜色变换。

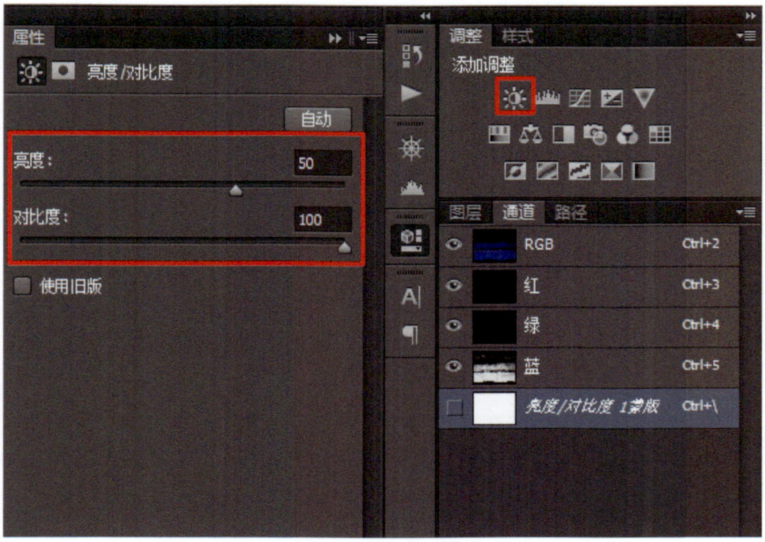

图 7-26 调整颜色属性

(5) 相同方法处理可得到另一张红色荧光通道的图片(图 7-28)。点击“图像→画布大小”(Ctrl+Alt+C)，查看处理所得图片的画布大小，再新建一个同样大小的文档。切换“矩形选框工具”全选之前处理的 2 张图片，再切换“移动工具”，拖动所选图片到新文档中(图 7-29)。

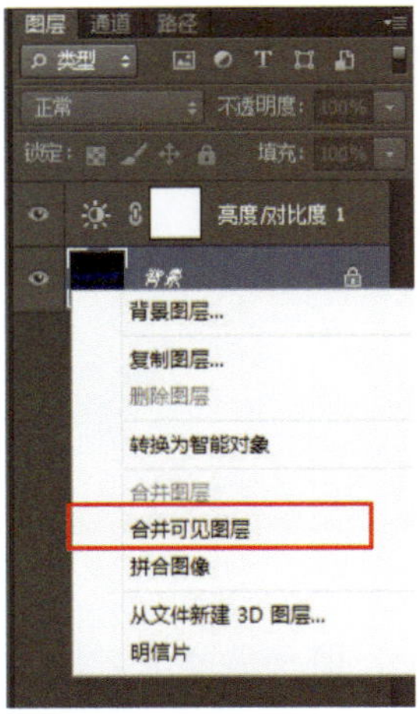

图 7-27 合并可见图层

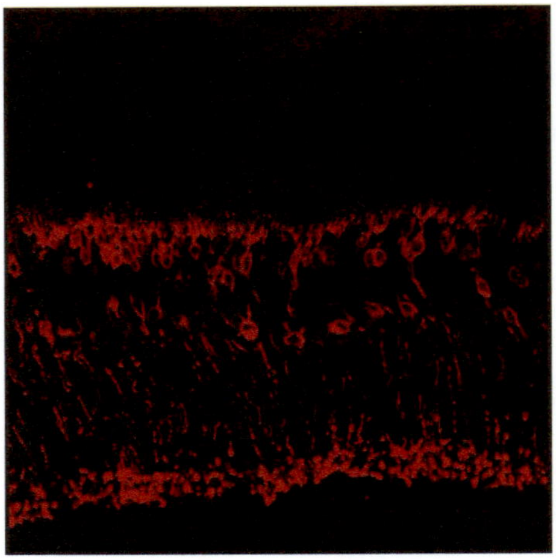

图 7-28 处理新图

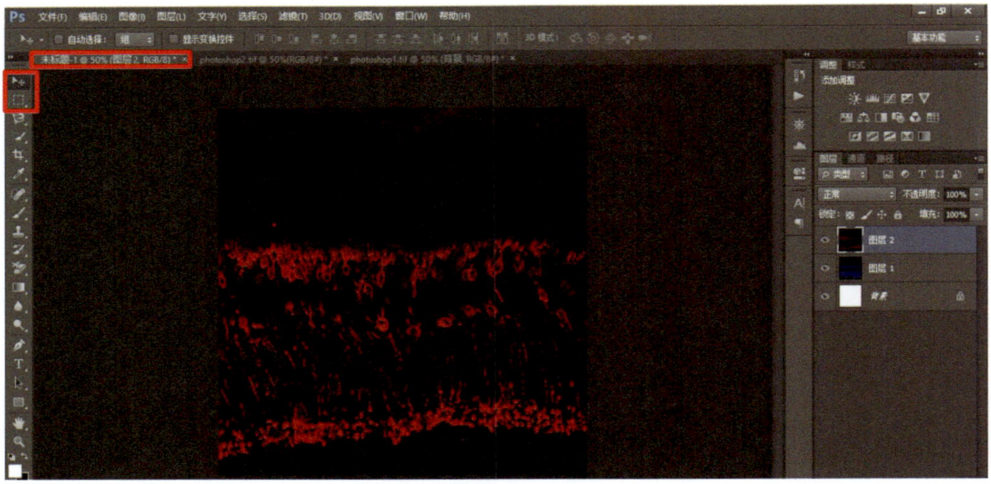

图 7-29 新建文档复制图层

(6) 在新文档，选择最上面的图层，如图 7-30 选择“滤色”。然后全选所有图层，右键选择“合并可见图层”，最后保存并导出图片(图 7-31)，用于下一步对荧光图像颜色的编辑。

3. 操作心得

(1) Photoshop 软件界面简洁，应用领域很广泛，尤其是在图像编辑、合成、校色、调色方面具备明显优势，为研究者在图像处理方式上提供了很大便利。

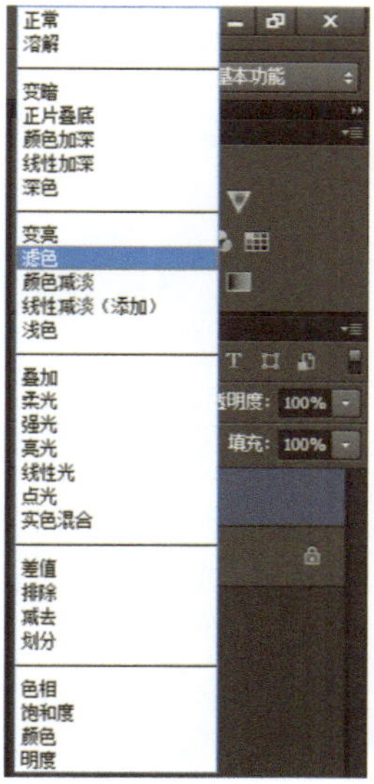

图 7-30 滤色

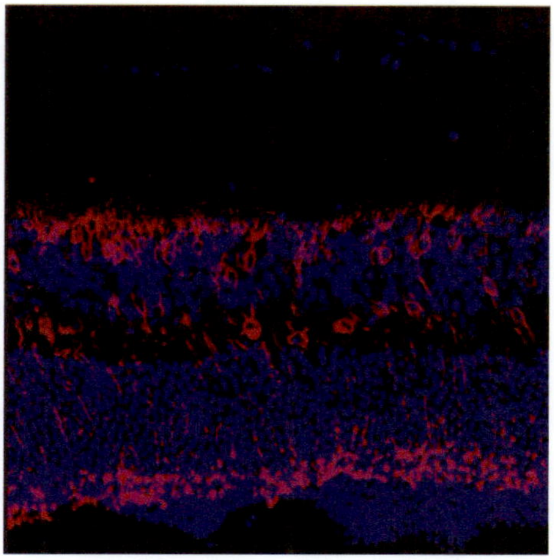

图 7-31 图片结果

(2) Photoshop 在黑白图像的调色上操作简便，可使科研工作者在图像处理上节省不少时间，尤其推荐在荧光显微镜拍摄图片的处理上使用。

4. 参考文献

[1] 文玉珊. Photoshop 在科技期刊论文插图处理中的应用[J]. 湖南轻工业高等专科学校学报，2002，(14)：18-23.
[2] 蒋斌. Photoshop 实用教程[M]. 北京：电子工业出版社，2004：15-18.
[3] 崔春莉. Photoshop 软件在图像分析中的应用[J]. 电脑开发与应用，2012，(12)：83-85.

(于 垚)

二、Image J

为了对实验结果进行定量的加工分析，需要对已得到位图的图像信息进行处理和半定量的分析。已经有很多商业性的软件可以做这项工作，也可以自己写程序来分析。其中 Image J[1] 用途很广、简单易学，在该软件的基础上，利用宏命令，即可对所需要分析的图像进行处理。

1. 背景介绍 Image J 是由 National Institutes of Health(NIH)开发的一个基于 Java 的公共免费图像处理软件[1]。该软件占用内存小、运行快，很适合神经生物科学领域的图像分析，可应用于定量计算免疫组化的光密度和共聚焦图像中两种蛋白共定位的程度(相关系数计算)、阳性细胞数量以及神经元突起(树突/轴突)长度测量、sholl 分析、突出棘技术等。

软件下载网址：https://rsbweb. nih. gov/ij/

2. 操作步骤

(1) 用 Image J 软件打开需要分析的图片，进行目标细胞计数。在菜单栏点击“File → Open”，打开图片(图 7-32)。

(2) 点击菜单栏的“Image → Type → RGB stack”，可将图片转换为图 7-33 所示。根据图片情况手动自行调节对比度。

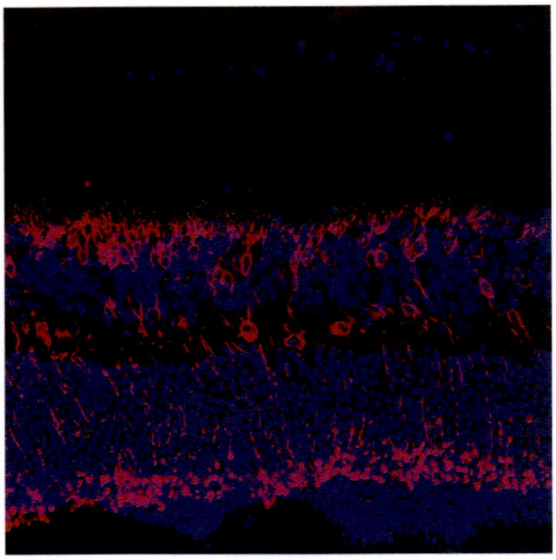

图 7-32　Image J 软件细胞计数的图片示例

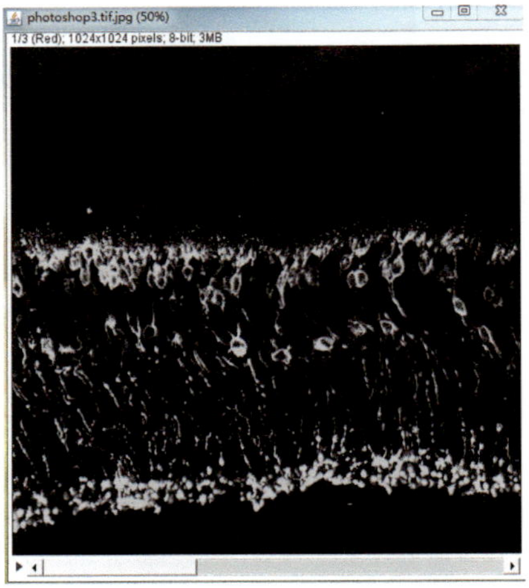

图 7-33　Image J 软件调节对比度后的图片

(3) 点击菜单栏的“Image → adjust Threshold”。选中“Default”“Red”。调节具体参数，显示出清晰的阳性信号区域。点击“Set → OK”(图 7-34)。

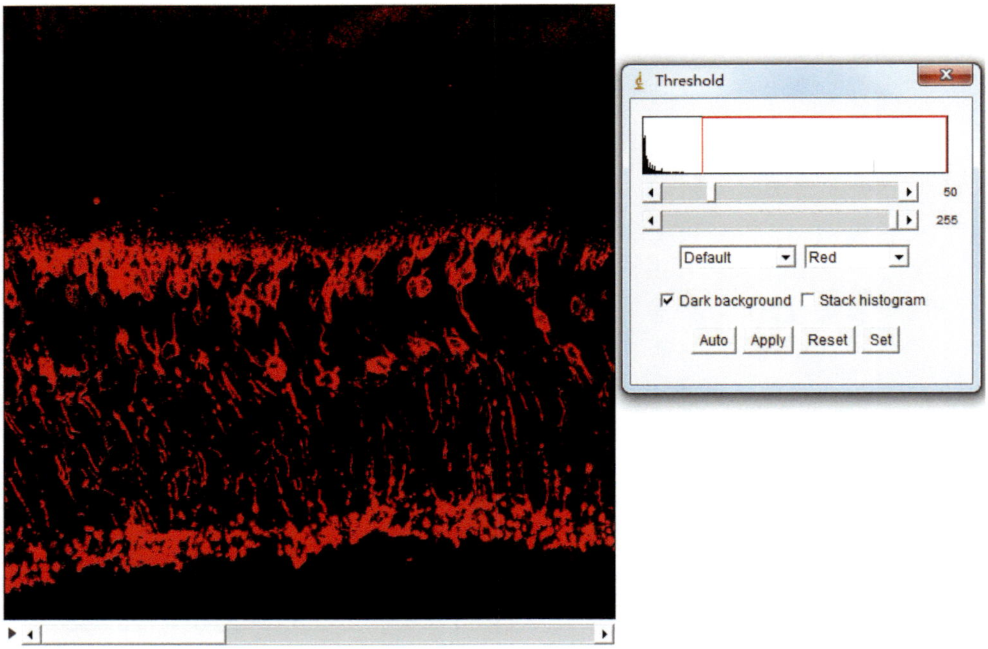

图 7-34　Image J 软件设置 Threshold 后的图片

(4) 点击菜单栏中的“Analyze → Set Measurements”，选中“Area fraction”，点击“OK”(图 7-35)。

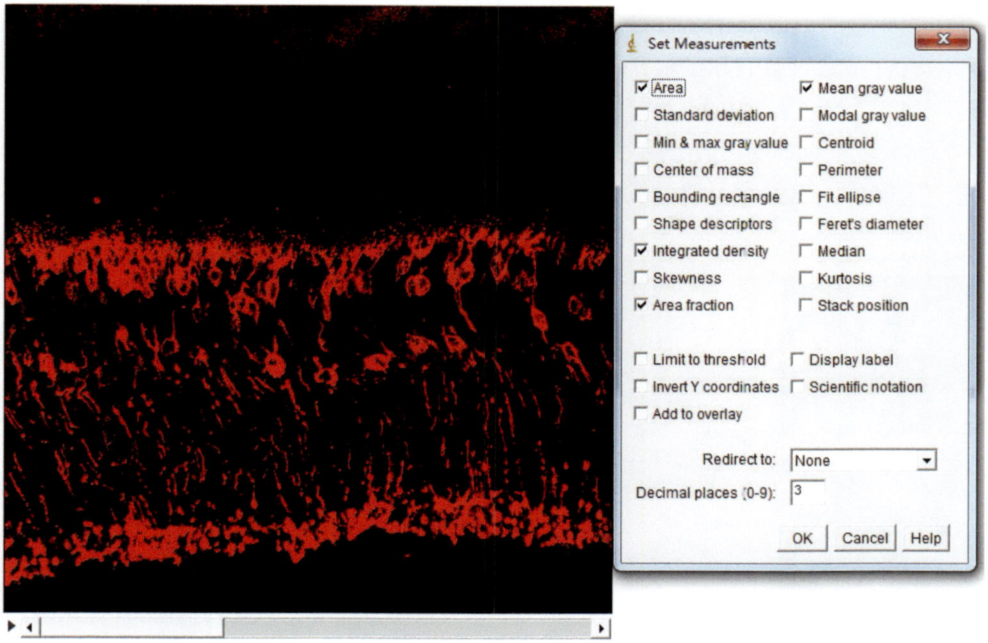

图 7-35　Image J 软件设置 Analyze 后的示例

(5) 统计阳性信号结果，点击“Analyze → Measure”，出现%Area 即为实验细胞计数结果(图 7-36)。

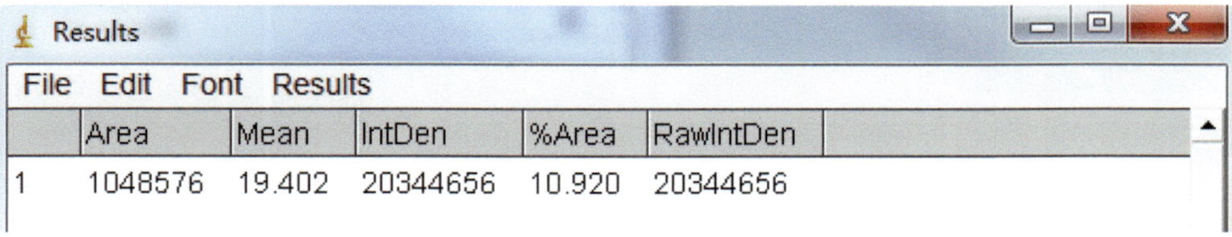
Results

File　Edit　Font　Results

	Area	Mean	IntDen	%Area	RawIntDen
1	1048576	19.402	20344656	10.920	20344656

图 7-36　Image J 软件输出的结果

(6) 照此方法，对上述的四组免疫组化图片中的荧光量进行计数，并保存数据，用于下一步导入到 GraphPad Prism 制作统计图表。

3. 操作心得　Image J 软件功能强大、操作简单、运行速度快、数据分析可靠，是进行科研数据处理、分析和图像处理的利器。

4. 参考文献

[1] 孙水发. Image J 图像处理与实践[M]. 北京：国防工业出版社，2013.

(陈　飞)

三、GraphPad Prism

有很多软件可以对已有的数据进行分析作图，如 Excel、SPASS 等。GraphPad 以其界面简单美观的优点，获得很多科研工作者的喜爱。

1. 背景介绍　GraphPad Prism 是一款集数据分析和作图于一体的数据处理软

件，用于统计作图具有独到的优势，简单方便、功能强大、制作图表更为规范。

软件下载网址：https：//www. graphpad. com/scientific-software/prism/

2. 操作步骤

(1) 以前面提到的 Image J 里得到的数值为例，进行简单介绍。打开软件后新建一个文件，选择统计图类型和 X、Y 轴的类型(图 7-37)。

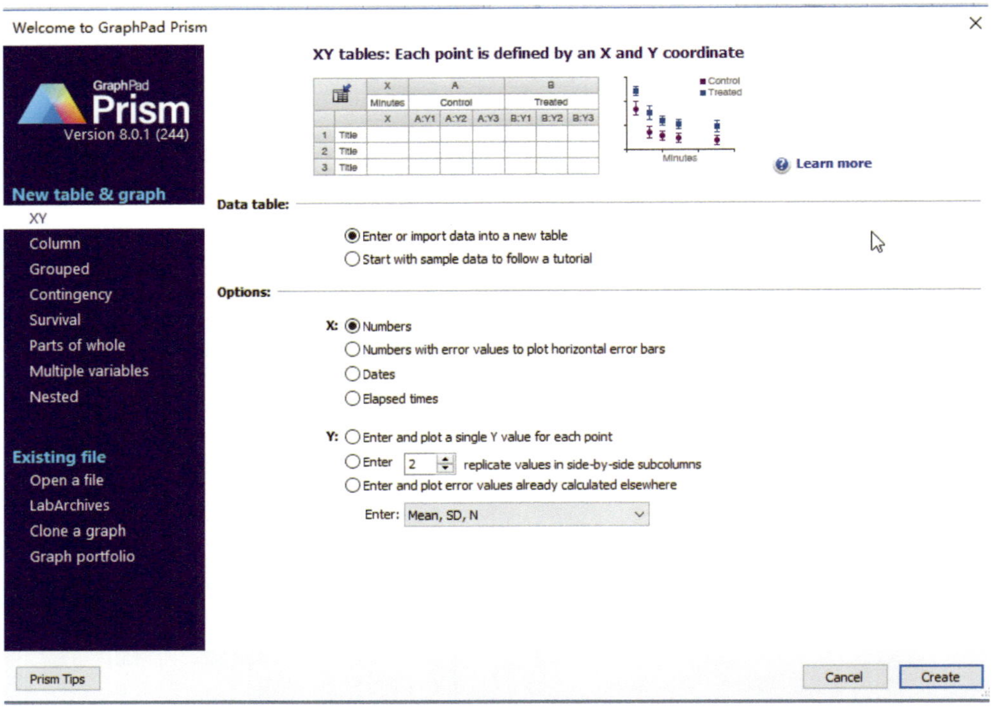

图 7-37　新建统计图

(2) 录入数据：可手动输入数据(即用 Image J 所得的荧光细胞计数结果)或直接将 excel 数据导入(图 7-38)。

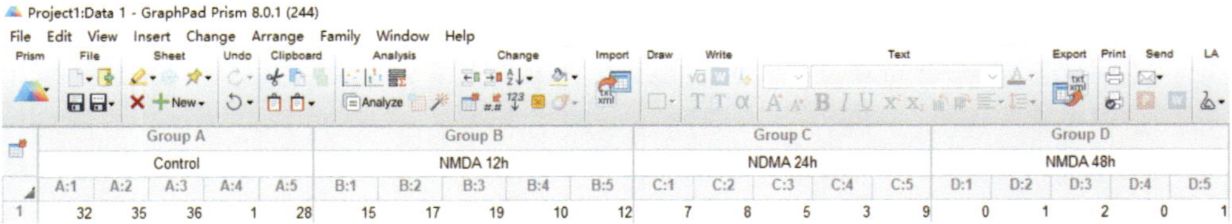

图 7-38　录入数据

(3) 生成统计图：点击界面左侧“Graphs”列表下的“Data 1”，选择希望输出的图形格式后，生成最终显示的参数(图 7-39、图 7-40)。

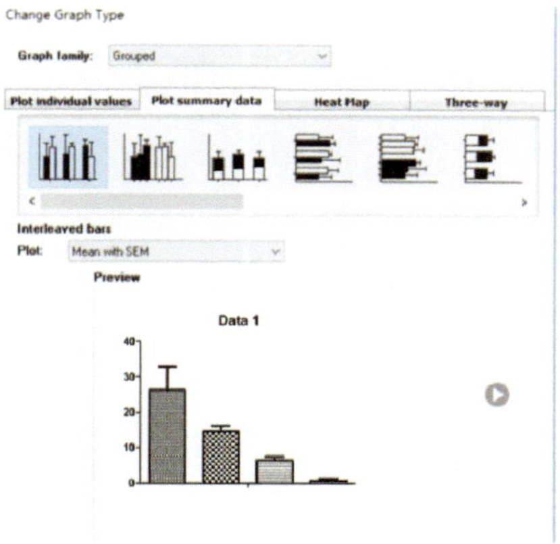

图 7-39 选择生成的统计图

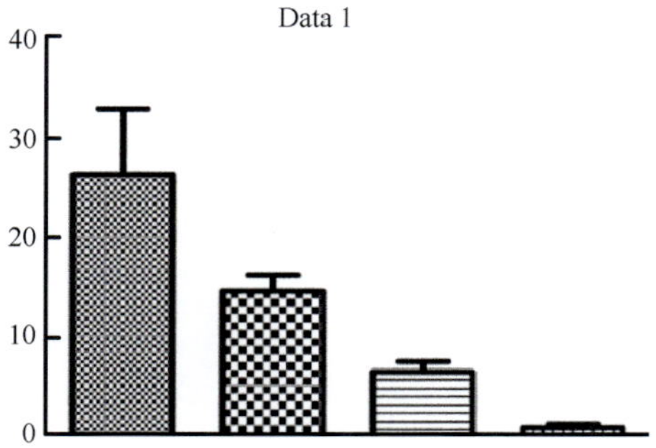

图 7-40 生成统计图

(4) 双击 X、Y 轴，可进一步编辑 X、Y 轴的细节，包括 X、Y 轴的刻度并完善图形细节：包括修改图表名、单位、代表颜色(图 7-41)。

(5) 导出 EMF(矢量图)格式文件，导入到 CorelDRAW 中用于后期排版制图。

3. 操作心得 柱状图制作为 GraphPad Prism 非常基础的功能，此外还推荐使用其 ROC 曲线分析、Bland-Altman 分析、曲线拟合等功能。

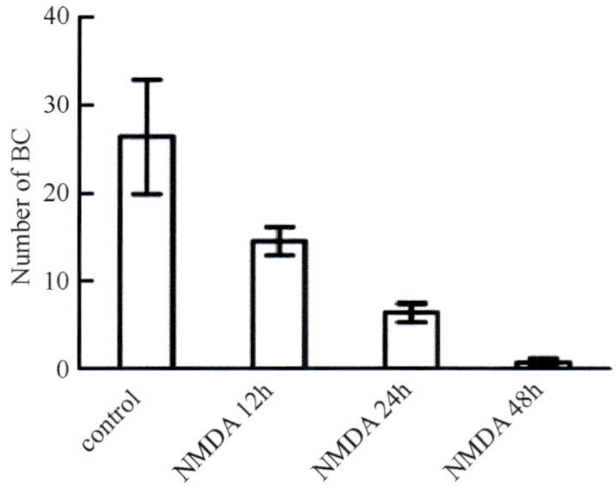

图 7-41 统计图细节完善

四、PatchMaster 和 Igor Pro

这里我们简单介绍膜片钳电生理数据的整理方法。根据不同的放大器和系统，需用的软件会不同。在此介绍的是 HEKA 公司的记录软件 PatchMaster，该软件可以提供基础分析；如需更高级的分析，可以用 Igor Pro 等工具来实现。

1. 背景介绍 PatchMaster 是 HEKA 公司配备的膜片钳实验专用软件，可为电生理实验提供多种工具，包括刺激产生(pulse generation)、数据获取(data acquisition)、存储(storage)、分析(analysis)等。

Igor Pro 是由 WaveMetrics 公司开发的数据分析软件，可处理大型数据组并生成符合出版要求的高质量图形，包括数学函数、曲线拟合、指数、FFT、统计等。

下载网址：http://www.heka.com/
https://www.wavemetrics.com/downloads/current

2. 操作步骤

(1) 数据初步输出

1) 打开 PatchMaster 软件，点击“File → Open modify”打开目标原始数据，在重放(Replay)窗口即可显示树形结构排列的数据(图 7-42、图 7-43)。

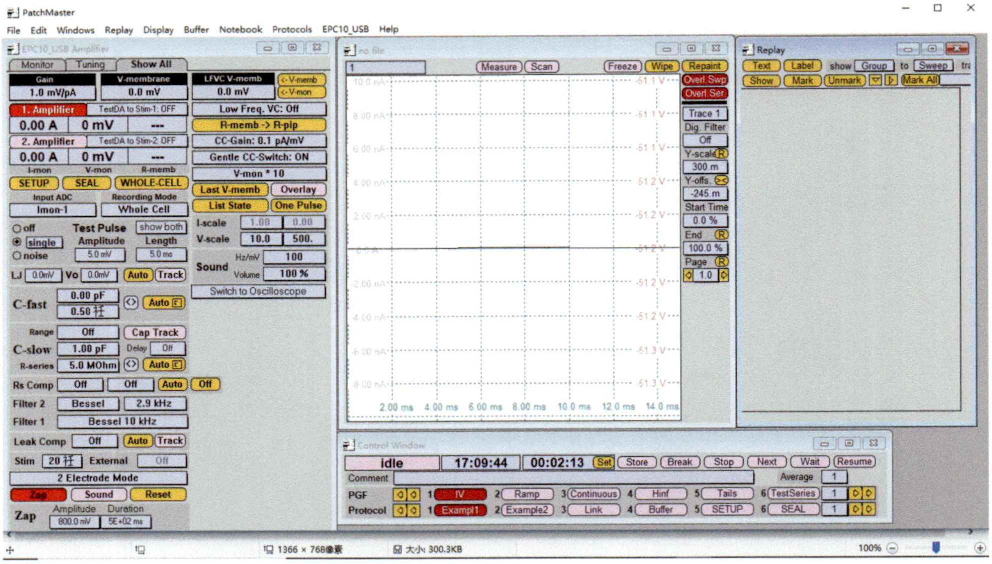

图 7-42　PatchMaster 主界面

2) 选定要分析的数据，并在Oscilloscope(示波器)窗口可看到此数据(图 7-44)。

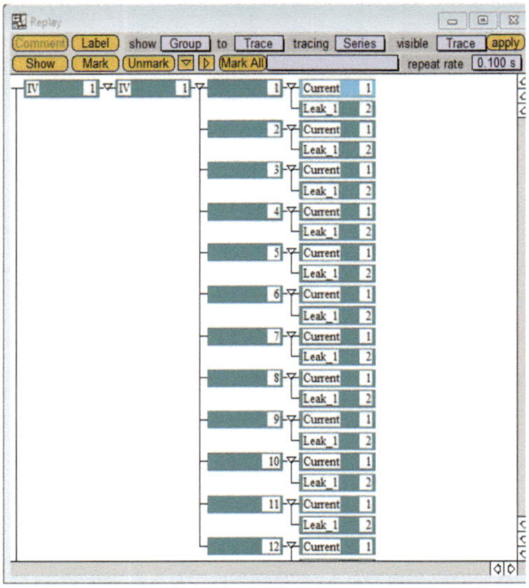

图 7-43　Replay(重放)窗口的树形数据

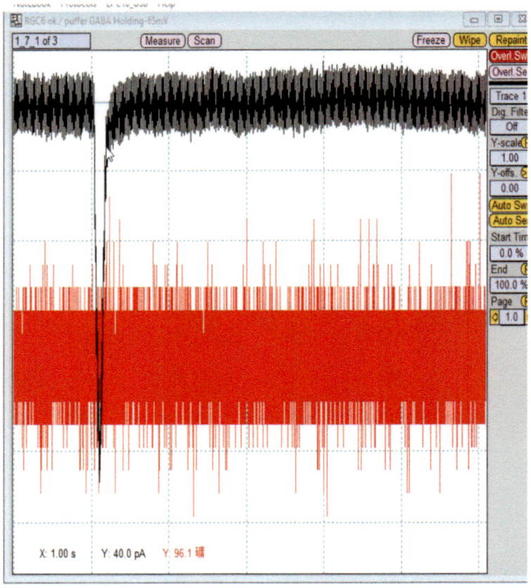

图 7-44　Oscilloscope(示波器)窗口的数据

红色杂带由双通道膜片钳时另一个放大器引起

3) 输出数据，在 Replay(重放)菜单，设置 Export Mode 为“Trace”，点击“Export Trace”，选择“as Igor Wave”以输出电流，保存数据为.ibw 格式的文件(图 7-45)。

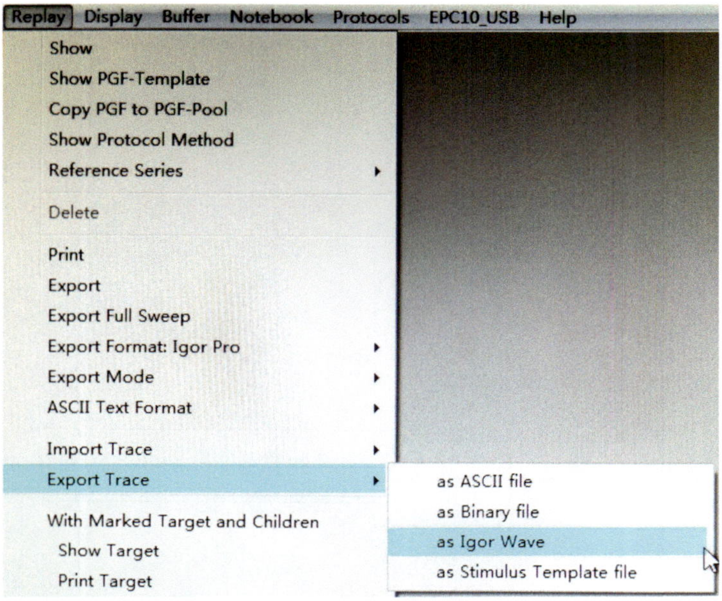

图 7-45　选择数据输出格式

(2) 导出所记录的电生理曲线

1) 在 Igor Pro 中打开数据(图 7-46)。

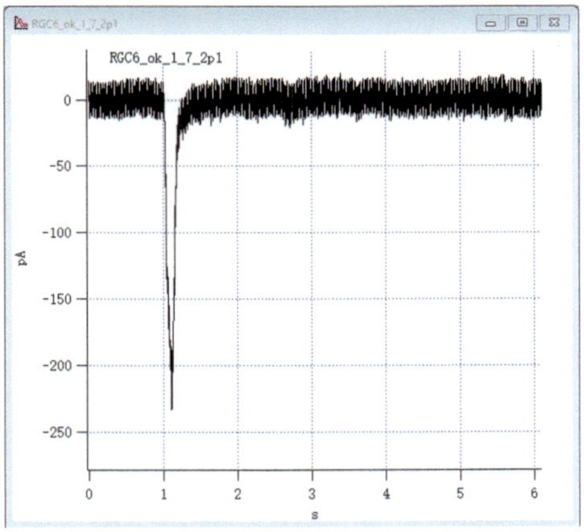

图 7-46　在 Igor Pro 中打开数据

2) 右键点击目标页面的任一位置，右侧出现对话框，点击“all grids”(所有网格线)选中白色即移除网格线，保存曲线(图 7-47)。

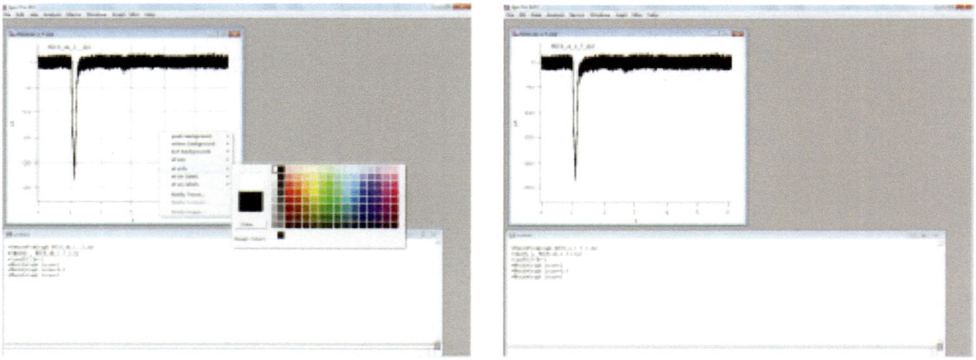

图 7-47　移除网格线

3) 用上述方法处理其他待处理的 6 个原始数据，得到如下的 6 条曲线(图 7-48)，导入到 CorelDRAW 中进行排版。

(赵青青)

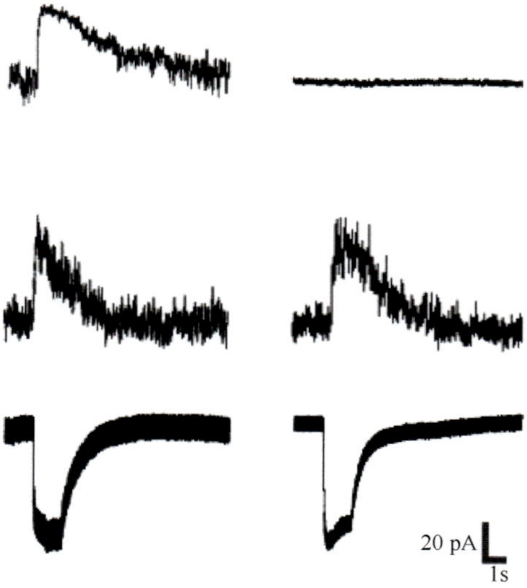

图 7-48　其他 6 条曲线

五、CorelDRAW

前面我们多次提到了 CorelDRAW 这个软件用于排版。排版软件非常多，如 Illustrator 等和其功能非常类似，甚至 PowerPoint 也可用于排版作图。值得一提的是，不同于 PhotoShop 对位图的操作，CorelDRAW 可用于处理矢量图。我们将前面 4 个部分所介绍的方法的结果都尽可能输出为矢量图(EMF 格式)，放到 CorelDRAW 中可以统一字体大小，也可以画模式图。最后 CorelDRAW 的每一页输出均为位图，上传文档。需要强调的是，最好保存 CorelDRAW 原图 cdr 格式，方便以后修改。

1. 背景介绍　CorelDRAW 是由加拿大 Corel 公司开发，有精确的绘图和布局工具等功能，可以将矢量或位图一起排版，整理成图。本软件的优点是可以对矢量图和文字同时编辑。

软件下载网址：https://www. corel. com/cn/

2. 操作步骤

(1) 在电脑上打开 CorelDRAW 软件，“新建文档→确定”(图 7-49)，可以对新文档的页面大小、页码数、颜色等进行设置，也可在软件使用中更改。

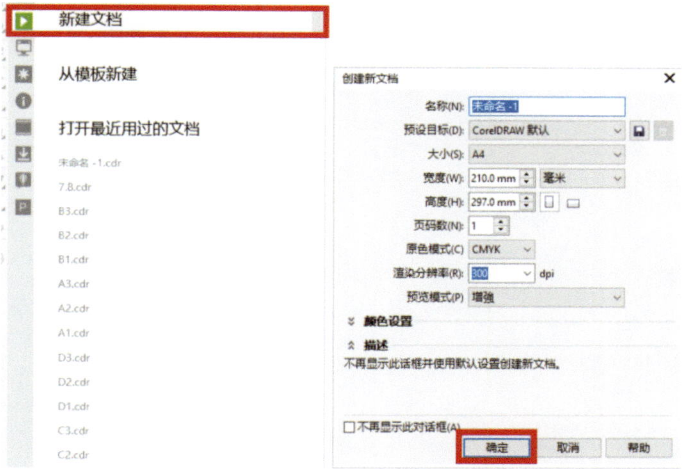

图 7-49　新建文档

(2) 工具栏点击“文件→导入”(或 Ctrl+I)，可导入经过 PhotoShop 处理的图表(图 7-50)，并用鼠标拖动初步排版。根据实验分组，分为从上到下 A、B、C、D 四行和从左到右 1、2、3 三列。

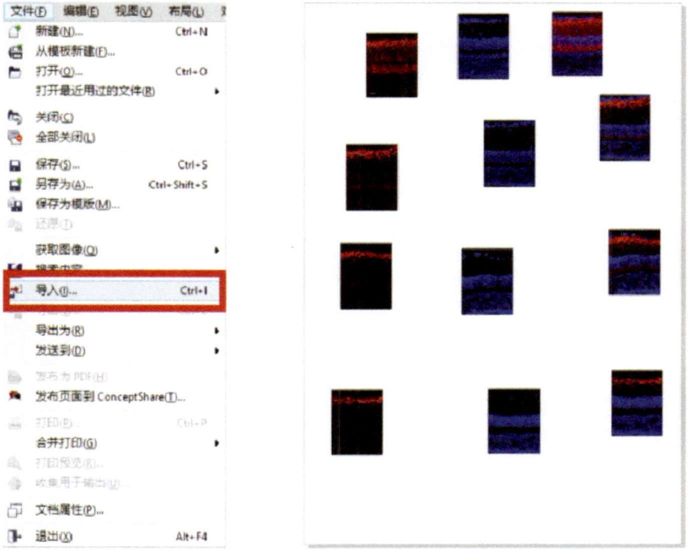

图 7-50　导入图片并初排

(3) 调整 A 行 3 个图的大致水平间距，按住“Shift”，左键依次选择 A3 图、A2 图、A1 图，工具栏点击“对象→对齐与分布→水平居中对齐”(或 Ctrl+Shift+A)，或如图 7-51 所示快捷打开右侧提示栏“对齐与分布”，再选择“顶端对齐”“水平分散排列间距”。手动调整第一列 4 个图的垂直间距，选择“左对齐”“垂直分散排列间距”(图 7-52)。

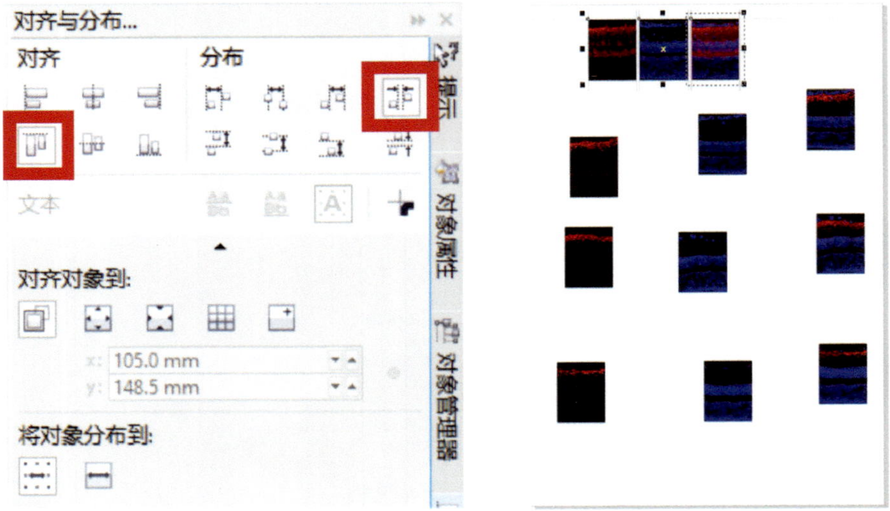

图 7-51　第一行图片排版

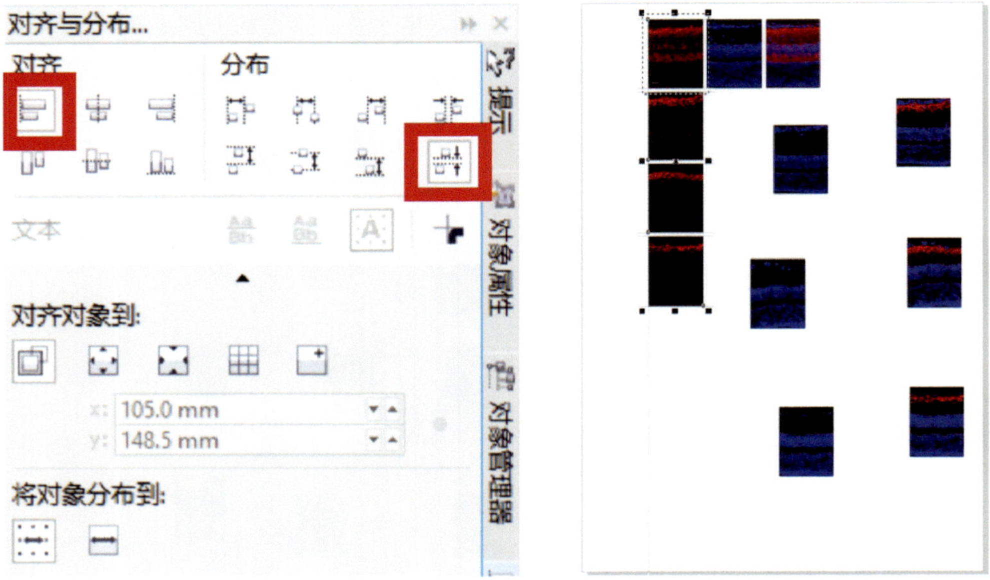

图 7-52　第一列图片排版

(4) 相同方法分别设置 B、C、D 行图片“顶端对齐”，2、3 列图片“左对齐”(图 7-53)。

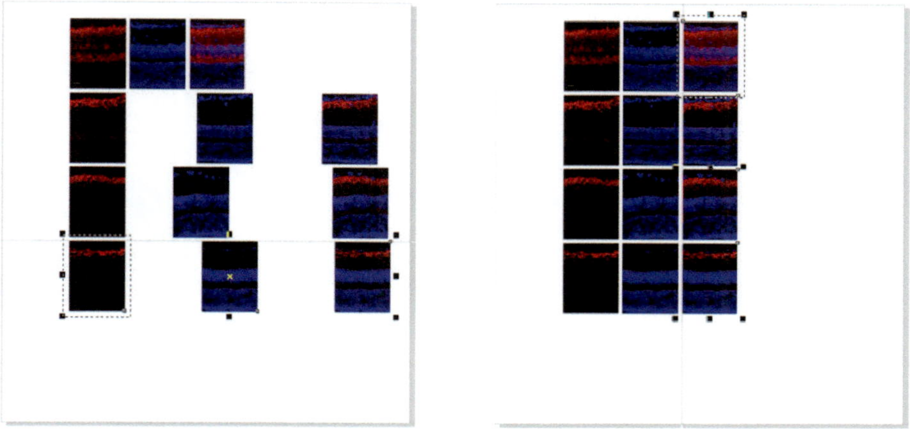

图 7-53 对齐调整

(5) 插入文字“A”“B”“C”“D”，调整文字大小。“A”与 A1 图顶端对齐，设置适当的水平间距，相同方法设置“B”“C”“D”。插入四组实验组组名“Control”“NMDA 12h”“NMDA 24h”“NMDA 48h”，调整文字大小，分别于 A1、B1、C1、D1 图底端右对齐。选择“Control”“NMDA 12h”“NMDA 24h”“NMDA 48h”，右键设置“组合对象”(或 Ctrl+G)，适当调整位置(图 7-54A)。

(6) 点击“矩形工具”，在 A1 图目标位置画适当大小的框，设置“无填充”，边框颜色为白色，复制矩形三次得到四个矩形。四个矩形分别设置与 A1、B1、C1、D1 图顶端对齐，水平中心对齐。选择四个矩形，右键设置“组合对象”(或 Ctrl+G)，调整位置(图 7-54B)。

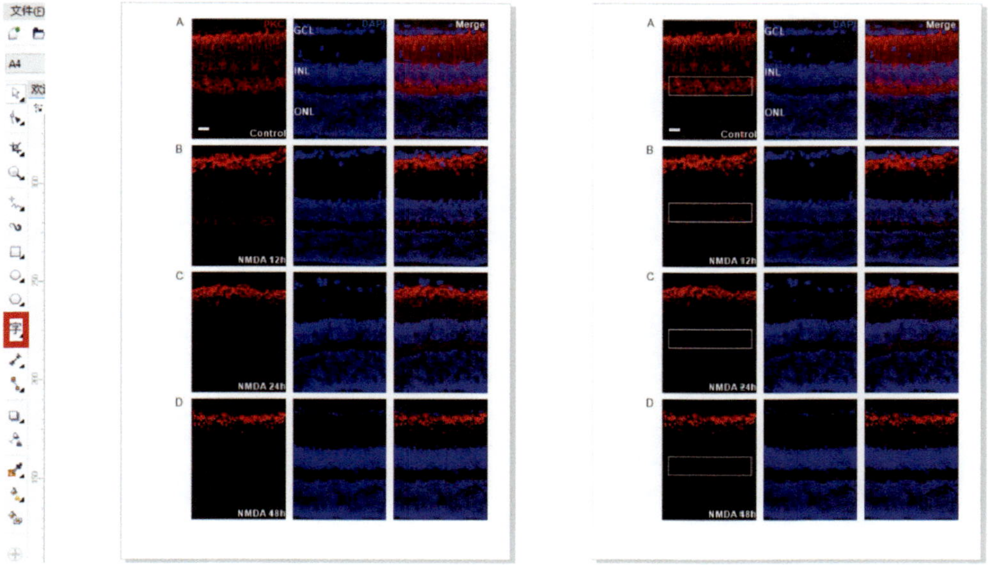

A　　B

图 7-54 插入文字和矩形框

(7) 选择所有元素，右键设置“组合对象”，完成第一个图表。

(8) 新建一页(图 7-55)，导入通过 GraphPad Prism 处理数据获得的 EMF 格式文件，右键“取消群组”，按相同方法排版可得到如图 7-56A。

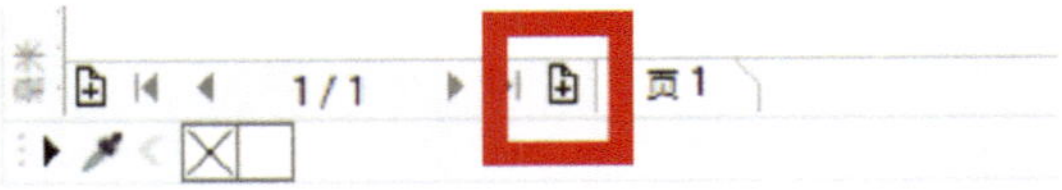

图 7-55　新建一页

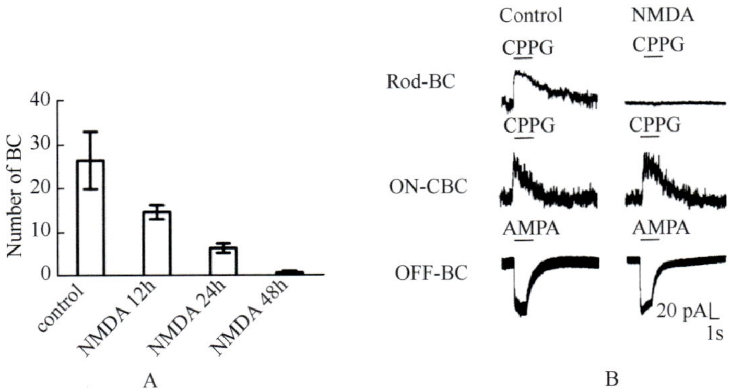

图 7-56　第二、三个图表

(9) 新建一页，导入通过 PatchMaster 记录实验获得的 EMF 格式(矢量图)文件，右键“取消群组”，排版得到如图 7-56B 的结果。

(10) 将三个图合在同一页面，排版如图 7-57。

(11) 导出 JPG/TIFF 文件，用于文章撰写，并保存 cdr 格式图用于后续编辑。

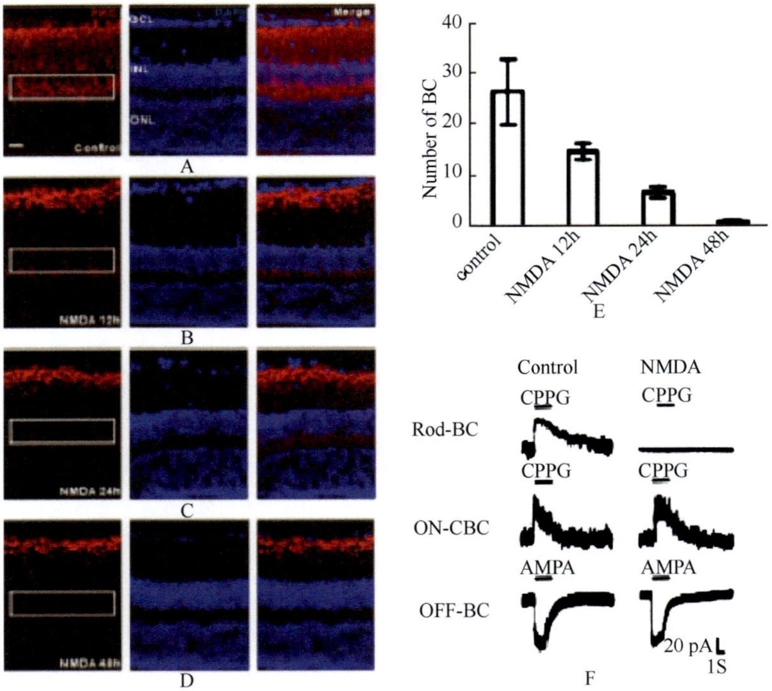

图 7-57　完成图表

3. 操作心得

(1) 从其他软件的矢量图导入 CorelDRAW 后，都须进行“取消群组”操作，再重新设置成统一的格式。

(2) 图表的纵轴横轴长度、坐标间距等须一致，排列整齐美观。字体大小一致清晰，按等级排列均一。

(沈科炯)

第三节 工具网站

本节罗列了我们常用的文献下载网站和实验相关的信息网站资源。由于信息资源更新迅速，某些网站可能需要帐号密码，某些网站可能会失效，以下网站仅供读者参考。

一、文献搜索下载

1. 中国知网 http://www. cnki. net/

2. 学术文献检索 https://www. ncbi. nlm. nih. gov/pubmed/
https://scholar. google. com/

3. 学术全文下载 http://www. geenmedical. com/
https://sci-hub. tw/

4. 武汉大学图书馆 http://www. lib. whu. edu. cn/web/default. asp

二、数 据 库

1. 转基因鼠信息查询 https://www. jax. org/

2. 质粒信息查询 https://www. addgene. org/

3. CRISPR SgRNA 设计网站 http://crispr. mit. edu/

4. Human 基因信息查询 https://www. genecards. org/

5. Mouse 基因信息查询 http://www. informatics. jax. org/

6. 蛋白信息查询 https://www. uniprot. org/

7. 基因序列比对 https://blast. ncbi. nlm. nih. gov/Blast. cgi

8. 引物设计网站 https://www. ncbi. nlm. nih. gov/tools/primer-blast/index. cgi?LINK_LOC=BlastHome
http://sg. idtdna. com/Primerquest/Home/Index
http://genome. ucsc. edu/cgi-bin/hgPcr?command=start

9. 蛋白质三级结构预测网站 http://www. sbg. bio. ic. ac. uk/phyre2/html/page. cgi?id=index

10. 生物信息学网站 http://www. mutationtaster. org/
http://genetics. bwh. harvard. edu/pph2/index. shtml

http://provean. jcvi. org/index. php

11. 物种间保守性分析 http://www. clustal. org/omega/

12. 干细胞信息查询 https://www. wicell. org/home/support/stem-cell-protocols/stem-cell-protocols. cmsx

三、学术信息交流

1. 丁香园 http://www. dxy. cn/
2. 小木虫 http://muchong. com/bbs/index. php

四、试剂耗材

1. 实验动物 http://www. vitalriver. com/
2. 病毒包装 http://www. brainvta. com/
   http://www. genechem. com. cn/
3. 抗体 http://www. univ-bio. com/
4. 培养基 http://www. thermofisher. com/cn/zh/home. html
5. 试剂 https://www. sigmaaldrich. com/china-mainland. html
6. 小分子 http://www. selleck. cn/
7. 干细胞培养基 https://www. stemcell. com/
8. 连接酶、内切酶 http://www. neb-china. com/

附录一　常用溶液的配制

一、磷酸盐缓冲液(PBS)

成分	用量
KH_2PO_4	0.24g
$Na_2HPO_4 \cdot 12\ H_2O$	3.63g
NaCl	8g
KCl	0.2g
H_2O	定容至 1L

注意：

1. 置于 4℃时，易有晶体析出。实际工作中，可预先配制成母液(5×)，使用时按 1∶5 稀释到工作浓度。

2. PBST 是添加了 TritonX-100 的 PBS，如 0.2%PBST，即 1L PBS 中加入 2ml TritonX-100。

3. BSAT 是添加了 TritonX-100 的 BSA，如 5%BSAT，即 0.25g 牛血清白蛋白(BSA)粉剂溶于 5ml PBST 中。

二、4%多聚甲醛(PFA)液

成分	用量
PFA 粉剂	1g
PBS	24ml
NaOH 调 pH 至 7.4	

注意：

1. PFA 易分解成甲醛，4%PFA 应现配现用。
2. 甲醛有毒，应在通风橱中配制，注意防护。
3. 60℃温浴并加入少量 NaOH 可助溶。
4. 经滤纸过滤，4℃备用。

三、0.1mol/L 磷酸盐缓冲液

成分	用量
$NaH_2PO_4 \cdot 2H_2O$	15.6g
$Na_2HPO_4 \cdot 12H_2O$	35.8g
H_2O	定容至 1L

四、细胞外液——Ringer's 液的配制

成分	摩尔浓度(mmol/L)	配制 1L 工作液所需质量(g)
NaCl	140	8.181 6
KCI	5	0.372 8
$CaCl_2$	2	0.294
HEPES	20	4.766 0
$MgCl_2$	1	0.203 3
Glucose	16	2.883 2
用 NaOH 调 pH 至 7.4		

注：KCI、$CaCl_2$、$MgCl_2$ 可预先配制成母液。

五、细胞外液——Hank's 液的配制

成分	摩尔浓度(mmol/L)	配制 1L 工作液所需质量(g)
NaCl	137	8.006 3
KCI	3	0.223 7
$CaCl_2$	2	0.294 0
HEPES	20	4.766 0
Sodium Pyrurate	1	0.110 0
Glucose	16	2.883 2
$NaHCO_3$	5	0.420 5
$MgSO_4$	1	0.120 4
用 NaOH 调 pH 至 7.4		

六、记录双极细胞电极内液的配制

成分	摩尔浓度(mmol/L)	配制 50ml 工作液所需质量(g)
CsCl	140	1.176
HEPES	10	0.119 2
$CaCl_2·2H_2O$	0.661	0.004 9
EGTA	3	0.057 1
$MgCl_2·6H_2O$	2	0.020 3
ATP	5	0.137 7
用 CsOH 调 pH 至 7.4		

注：先调 pH，然后再调渗透压。

(陈媛媛)

附录二　英汉名词对照表

英文缩写	英文全称	中文
AC	amacrine cell	无长突细胞
BC	bipolar cell	双极细胞
BDNF	brain-derived neurotrophic factor	脑源性神经营养因子
BSA	bovine serum albumin	牛血清白蛋白
BSAT	bovine serum albumin with TritonX-100	含 TritonX-100 的牛血清白蛋白
CB1	cannabbinoid receptor 1	大麻素受体 1
CNV	choroidal neovascularization	脉络膜新生血管
DAB	diaminobenzidine	二氨基联苯胺
DIC	differential interference contrast	微分干涉对比
DL	different lectins	异凝集素
DMEM	Dulbecco's modified Eagle’s medium	杜氏改良依格尔培养基
ECM	endothelial cell medium	内皮细胞培养基
EGF	epidermal growth factor	表皮生长因子
EDTA	ethylenediaminetetraacetic acid	乙二胺四乙酸
ERG	electmretinogram	视网膜电图
FBS	fetal bovine serum	胎牛血清
FFA	fundus fluorescein angiography	眼底荧光素血管造影
FUDR	5-fluoro-2'-deoxyuridine	5-氟-2'-脱氧尿苷
GC	ganglion cell	神经节细胞
GCL	ganglion cell layer	神经节细胞层
GON	glaucomatous optic neuropathy	青光眼视神经损害
HEPES	4-(2-hydroxyethyl)-1-piperazineethanesulfonic acid	4-(2-羟乙基)-1-哌嗪乙磺酸
IPL	inner plexiform layer	内网层
KSR	KnockOut serum replacement	KnockOut™血清替代物
MNU	*N*-methyl-*N*-nitrosourea	*N*-甲基-*N*-亚硝基脲
NMDA	*N*-methyl-D-aspartic acid	*N*-甲基-D-天冬氨酸
OIR	oxygen-induced retinopathy	氧诱导视网膜病变
OP	oscillatory potential	震荡电位
PFA	paraformaldehyde	多聚甲醛
PBS	phosphate buffer solution	磷酸盐缓冲液
PBST	phosphate buffer solution with TritonX-100	含 TritonX-100 的磷酸盐缓冲液
RSC	retinal stem cells	视网膜干细胞
PDL	poly-D-lysine	多聚赖氨酸
PL	poly-L-Lysine	多聚赖氨酸
PMVECs	pulmonary microvascular endothelium cells	肺微血管内皮细胞
RBPMS	RNA-binding protein with multiple splicing	多重剪接 RNA 结合蛋白
RGC	retinal ganglion cell	视网膜神经节细胞
RNV	retinal neovascularization	视网膜新生血管
RPE	retinal pigment epithelial	视网膜色素上皮
TUNEL	TdT-mediated dUTP nick-end labeling	DNA 断裂的原位末端标记法

附录三　实验室文化

实验室工作九大定律

1. 所有的问题都是可以解决的。
2. 所有的问题都有人问过：用英文去“Google”吧！
3. 科学客观的结果必须要有对照。
4. 不要一次成型，而要分步前进。
5. 时刻提醒目标和时间节点。
6. 工作本身一定是有意义的和重要的。
7. No pain，no gain.
8. 不要闭门造车，走出去请教。
9. 官网是个好东西。